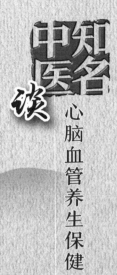

中医名家谈 心脑血管养生保健

冠心病 预防与康复

主　　编　　王清海　李典鸿

副 主 编　　卞继芳　任建华　袁　丁　何建茹

编　　委　　（以姓氏笔画为序）

王清海　卞继芳　任建华　江育如　江儒文　苏佩儿

李典鸿　杨　琳　何建茹　林志强　林焕锋　周宁智

周明超　袁　丁　黄汉超　梁宏宇

编委秘书　　苏佩儿

人民卫生出版社

图书在版编目（CIP）数据

知名中医谈心脑血管养生保健. 冠心病预防与康复 /
王清海，李典鸿主编. — 北京：人民卫生出版社，2020
ISBN 978-7-117-29543-7

Ⅰ.①知…　Ⅱ.①王…　②李…　Ⅲ.①冠心病－养生
（中医）　Ⅳ.①R259.4②R277.73

中国版本图书馆 CIP 数据核字（2020）第 017120 号

| 人卫智网 | www.ipmph.com | 医学教育、学术、考试、健康，购书智慧智能综合服务平台 |
| 人卫官网 | www.pmph.com | 人卫官方资讯发布平台 |

知名中医谈心脑血管养生保健
——冠心病预防与康复

主　　编：王清海　李典鸿
出版发行：人民卫生出版社（中继线 010-59780011）
地　　址：北京市朝阳区潘家园南里 19 号
邮　　编：100021
E - mail：pmph @ pmph.com
购书热线：010-59787592　010-59787584　010-65264830
印　　刷：三河市潮河印业有限公司
经　　销：新华书店
开　　本：710×1000　1/16　　印张：7
字　　数：101 千字
版　　次：2020 年 3 月第 1 版　2020 年 3 月第 1 版第 1 次印刷
标准书号：ISBN 978-7-117-29543-7
定　　价：25.00 元
打击盗版举报电话：010-59787491　E-mail：WQ @ pmph.com
质量问题联系电话：010-59787234　E-mail：zhiliang @ pmph.com

前言

　　作为心血管病中医临床医生，每次与朋友相聚，被问最多的话题莫过于"到底什么是高血压""心脏病是怎么引起的""我们平时该怎么办才能不得心血管病""我近来走路总是气喘是怎么回事"……我总是在不断重复回答诸如此类的问题，花费不少时间。而在工作中，大量的关于"我的病能治好吗？""我的病用什么方法才能康复？""关于我的病，什么东西能吃，什么东西不能吃？"之类的提问也占用了医生大量的门诊时间。这说明广大人民群众越来越关注自身健康，对于心血管疾病预防和康复的要求在不断提高。尽管当前各种各样的健康讲座充斥着广播电视、报纸杂志，但宣教内容良莠不齐，有些甚至互相矛盾，让广大群众无所适从。所以，许多朋友和患者还是希望能够听听我们这些专业临床医生的意见。因此，我们萌生了写一套专门从中西医结合角度讨论心血管疾病预防与康复的科普书，以满足广大人民群众的健康需求。这就是编写本套书的初衷。

　　本套书共三本，围绕心血管疾病常见的高血压、冠心病、心力衰竭这三大类，用通俗易懂的语言，分别讨论疾病的基本概念、形成原因、危险因素、中西医结合预防和康复方法，其内容包括饮食、起居、情志、心理、运动、日常生活和工作等方面，让读者一套书在手，便可解决平时关心的诸多问题。更重要的是让大家掌握一些疾病预防和康复的小方法、小窍门，实现不得病、少得病、得小病、得了病能够尽快康复的愿望。

　　本套书的作者都是来自于广东省第二中医院心血管专科，其中有名中医、专家、教授，都长期从事临床一线工作。书中的许多内容都是平时指导患者进行预防和康复的实践经验，虽不敢说水平很高，但却有很高的实际应用价值。若本套书的出版，能够给读者带来益处，吾心足矣！

广东省第二中医院　王清海

2019 年 12 月 28 日于广州

第一章 冠心病基本知识

第二章　冠心病的预防

第三章 冠心病的康复

冠心病基本知识

一、冠心病的概念

1. 什么是动脉

　　动脉是从心脏运输血液至身体各个器官的血管的总称。动脉就像河流一样，它从心脏发出后，不断分支，越分越细，最后为毛细血管，分布于全身各处，为各器官组织提供养分。动脉的管壁比较厚，弹性纤维含量较多，具有较大的弹性，能够承受较大的压力。我们将分布于全身的动脉，根据大小分为大动脉、中动脉、小动脉和微动脉。

2. 什么是冠状动脉

　　冠状动脉属于动脉。它起于主动脉根部，行走于心脏表面，环绕心脏一周，分支深入心肌，为心脏提供血液。为什么给心脏提供养分的动脉叫作冠状动脉呢？这是因为心脏的形状犹如一个倒置的圆锥体，如果将它看成头部，冠状动脉环绕心脏一周就像一顶王冠，故人为地称之为冠状动脉。

3. 冠状动脉的重要作用是什么

　　冠状动脉的主要作用就是为心脏供血。人体各组织器官要维持其正常的生命活动，需要有足够的供血。心脏作为一个泵血器官，本身也需要足够的营养和能源，而为心脏提供营养的血管，就是冠状动脉。

4. 什么是冠状动脉粥样硬化

冠状动脉粥样硬化属于动脉粥样硬化的一种，指冠状动脉管壁增厚变硬、失去弹性和管腔狭窄。那是什么东西导致冠状动脉的狭窄呢？冠状动脉粥样硬化，主要指局部脂质复合糖类聚集、纤维组织增生和钙化形成斑块。

5. 冠状动脉粥样硬化与冠状动脉硬化是一回事吗

冠状动脉粥样硬化不能完全等同于冠状动脉硬化；冠状动脉粥样硬化是冠状动脉硬化的一种类型。临床上，冠状动脉硬化包括细小动脉硬化（多见于高血压导致的动脉中层钙化）和动脉粥样硬化。所以，冠状动脉粥样硬化与冠状动脉硬化不是一回事。

6. 什么是冠心病

冠状动脉粥样硬化性心脏病，是指冠状动脉发生动脉粥样硬化病变，引起血管管腔狭窄或阻塞，造成心脏缺血、缺氧或坏死而导致的心脏病；医学上常常称之为"冠心病"。把心脏比喻为发动机的话，冠心病其实就是提供发动机的供油管出现堵塞情况，导致发动机能量不足，无法正常运行。但是，冠心病的范围应该更为广泛，包括炎症、栓塞等原因导致的管腔狭窄或闭塞而引起的心脏病。

二、冠心病的分型

7. 冠心病有哪些类型

冠心病指冠状动脉管腔狭窄引起的心脏病。医学上主要将冠心病分为急性冠脉综合征和慢性缺血综合征。

8. 什么是心绞痛

心绞痛是指冠状动脉狭窄，导致心脏供血不足后，心肌缺血、缺氧所引起的以发作性胸痛或胸部不适为主要表现的临床综合征，是心肌缺血反射到身体表面所感觉的疼痛不适。其特点主要为：前胸阵发性、压榨性疼痛或憋闷不适，疼痛主要位于胸骨后部，可放射至心前区与左上肢，多于劳动或情绪激动时发生，休息或服用硝酸酯类药物后可缓解。

9. 什么是心肌梗死

心肌梗死属于冠心病的危重类型，是指在原有冠状动脉粥样硬化斑块的基础上，冠状动脉发生斑块破裂引起血管急性闭塞而出现相应病症的一种疾病。急性心肌梗死在发生之前，通常有心绞痛进行性加重的过程，典型的心绞痛为心前区疼痛、闷痛、压榨样疼痛等，多于活动后加重，休息或服药可缓解，可伴后背或双上肢放射痛；当心绞痛进行性加重或突发剧烈胸痛时，需考虑是否发生急性心肌梗死，其早期表现为剧烈胸痛，心前区刺痛，休息或服药持续不能缓解，面色苍白，全身乏力，皮肤湿冷，大汗淋漓，脉搏细而快、节律不齐。急性心肌梗死是较为凶险的心血管疾病，死亡率极高，需引起重视。

10. 什么是急性冠状动脉综合征

急性冠状动脉综合征属于冠心病；它是指冠状动脉粥样斑块破裂，导致血栓形成，继发完全或不完全冠状动脉闭塞而出现的一组临床综合征。根据临床特点，医学上将急性冠脉综合征分为不稳定型心绞痛、急性 ST 段抬高型心肌梗死以及急性非 ST 段抬高型心肌梗死。急性冠脉综合征是一种严重的心血管疾病，是冠心病的一种严重类型；死亡率极高，需引起重视。

11. 什么是隐匿型冠心病

隐匿型冠心病又称无症状性冠心病，是指患者无任何临床症状或者症状比较轻微，不影响日常生活行为，但通过体检发现有心肌缺血的表现，通常可通过动态心电图、平板运动试验、冠脉 CT 等检查发现疾病，可见于老年人尤其合并糖尿病患者。此类患者痛阈较高或者侧支循环较好，但有冠状动脉粥样硬化存在。因为此类患者无明显症状，故而危险性也较高，病情也会进展，可发生心绞痛甚至猝死型冠心病，故而不可忽视，应定期体检，及早发现及早治疗。

12. 什么是心肌桥

正常的冠状动脉的主干及分支走行于心脏表面的心外膜下或者心外膜深面。而冠状动脉心肌桥是在冠脉发育过程中，冠状动脉的某一节段被浅层心肌覆盖。覆盖在冠状动脉上的心肌称为心肌桥，通常是一种先天变异。在心肌收缩时，心肌桥所覆盖的冠状动脉节段会出现受压狭窄，而在心肌舒张时解除狭窄，故而也会出现心肌缺血的表现；多数心肌桥没有任何临床症状，但在中年以后因血管顺应性下降等原因可逐渐出现心肌缺血的症状，与冠心病一样可表现为心绞痛或者急性心肌梗死，甚至心力衰竭、猝死。冠状动脉心肌桥可通过冠脉 CT 或者冠脉造影来诊断。该病通常不需要手术治疗，可使用一些缓解心绞痛的药物如 β- 受体阻滞剂（美托洛尔）、钙离子拮抗剂（如维拉帕米和地尔硫䓬）和抗血小板等药物治疗，对于较为严重或者药物控制欠佳患者，可行心肌桥切除术及冠状动脉搭桥术。

三、冠心病的危害

13. 冠心病有哪些危害

冠心病是一种严重危害人类健康及生命的疾病。据统计，冠心病已成为全球范围内人类最主要的死亡原因之一。稳定型冠心病患者可能没有什么症状或者仅有轻微胸闷不适，不稳定型冠心病患者生活中可能出现反复的胸闷痛、心悸、气促等不适，活动之后尤其明显，不仅影响着患者的生存质量，严重者甚至可能出现急性心肌梗死而危及生命。其并发症包括：①心律失常：心律失常是急性心肌梗死最常见的并发症，尤以室性心律失常居多，是急性期死亡的主要原因之一。②急性心肌梗死并发心力衰竭：心力衰竭是急性心肌梗死常见和重要的并发症。③冠心病并发心源性休克：心源性休克是指由于心室泵功能的损害而直接导致休克的综合征。

四、胸痛的诊断与鉴别诊断

14. 胸痛一定是冠心病吗

引起胸痛的原因有很多，发生于心血管系统的疾病包括冠心病、心肌炎、心包炎、心脏瓣膜病变、主动脉夹层、急性肺栓塞及心脏神经官能症等。发生于心血管系统以外的包括胸壁疾病（如带状疱疹、肋骨骨折、肋间神经炎等）、呼吸系统疾病（如胸膜炎、气胸、肺癌、急性支气管炎等）、纵隔疾病（如纵隔肿瘤、食管裂孔疝、食管癌）。其他的例如慢性胃炎、上消化道溃疡、急性胆囊炎、急性胰腺炎等疾病，因为可出现剑突附近的疼痛，常可误解为胸痛。需根据患者的症状、体格检查、辅助检查及病史等相关资料方可明确诊断。

15. 哪些表现可能是冠心病

冠心病的最主要症状为心前区不适，可出现典型的胸痛，多为心前区压榨样疼痛或憋闷感，可放射至背部或左肩、臂、小指和无名指，但应注意不典型者可表现为牙痛、下颌疼痛或腹痛等。一般于体力活动、情绪激动后加重，休息或者服药可缓解，也可出现静息下心绞痛（通常提示病情严重），也可伴随心悸、气促、冒汗、乏力、恶心呕吐等症状，这些表现通常提示冠心病。

16. 如何判断心绞痛的严重程度

心绞痛为冠心病的主要症状，不同患者的心绞痛严重程度表现各不相同。心绞痛的严重程度可从以下几方面进行判断：

（1）疼痛的诱因：剧烈活动后出现的心绞痛可能提示冠心病早期，在一般的体力活动、情绪激动、天气寒冷等条件下发生提示病情进展，若低于一般的体力活动甚至静息下、睡眠时出现心绞痛，通常提示病情严重。

（2）疼痛剧烈程度：表现为憋闷感而无疼痛，或隐痛、刺痛通常提示病情相对较轻；压榨样疼痛、剧烈疼痛甚至濒死感通常提示病情危重。

（3）疼痛持续时间：持续时间短、休息或服药可缓解者病情较轻，若持续时间较长（大于 15 分钟）、持续或服药不能缓解，通常提示病情较重甚至有可能发展为急性心肌梗死。

（4）疼痛伴随症状：心绞痛若合并心律失常可能出现心悸、头晕甚至晕厥，若伴随出冷汗、四肢厥冷、血压下降提示病情危重。

（5）辅助检查：现代医学可通过心电图、动态心电图、平板运动试验、心脏彩超等协助判断。

17. 如何区分稳定型心绞痛和不稳定型心绞痛

心绞痛可分为稳定型心绞痛和不稳定型心绞痛。稳定型心绞痛又称为稳定型劳力性心绞痛，即是心绞痛多于耗氧量增加后出现，例如体力活动、情绪激动等，疼痛持续时间较短，通常小于 15 分钟，休息或服药后可缓解，病程稳定在一个月以上。不稳定型心绞痛包括初发劳力型心绞痛、恶化劳力型心绞痛、自发性心绞痛。初发劳力型心绞痛，是指既往从未发生过心绞痛，新近一个月内发生心绞痛；恶化劳力型心绞痛，是指在原有稳定劳力型心绞痛基础上，发作逐渐频繁、持续时间延长、休息或服用硝酸甘油也不易缓解；自发性心绞痛，又称静息性心绞痛，在没有运动负荷的情况下也出现心绞痛发作，通常于夜间发作，提示病情加重。某些自发性心绞痛患者发作心绞痛时出现暂时性的ST 段抬高，主要是因为冠状动脉痉挛出现心肌缺血，又称为变异性心绞痛。

五、急性心梗的特点

18. 急性心肌梗死有什么先兆

　　冠心病患者在平时可能会有稳定劳力型心绞痛存在，但若出现心绞痛发作较以往频繁、性质较前剧烈、持续时间延长、服药缓解不明显或者静息下也发作心绞痛时，提示病情出现进展，若突然有不明原因的心律失常、心衰、休克、呼吸困难或晕厥等也可能是急性心肌梗死的征兆，千万不能忽视。具体可表现为胸痛伴恶心呕吐、大汗和心动过速、血压大幅度波动等，应警惕近期内发生心肌梗死的可能，需及时找专科医师救治。

19. 急性心肌梗死有哪些特征

　　急性心肌梗死一般表现为胸痛为主，突然发作剧烈而持久的胸骨后压榨性疼痛，可放射至背部或左肩、左手臂，休息和含服硝酸甘油不能缓解，常伴有心悸、烦躁不安、出汗、恶心呕吐、腹胀、恐惧或濒死感。部分可出现心力衰竭、低血压、休克等症状，如表现为呼吸困难、咳嗽、发绀、面色苍白、皮肤湿冷、烦躁不安或神志淡漠、心率增快、尿量减少等等，则病情较为危急，甚至可出现猝死。除了这些典型表现以外，有些患者可表现为上腹痛、颈部、下颌、咽部及牙齿疼痛，容易误诊。

六、如何诊断冠心病

20. 确诊冠心病需要做哪些检查

　　（1）血液学检查：怀疑冠心病患者就诊时需完善相关抽血检查，如血常规、血脂、血糖、心肌损伤标志物、肝肾功能等指标；其中心肌损伤标志物，例如肌红蛋白、肌钙蛋白、肌酸激酶同工酶等是诊断急性心肌梗死的重要指标。

（2）心电图：心电图检查是诊断冠心病最快捷的方法，简单、经济、无创。患者出现胸口不适时，需要尽早完成心电图检查，特别是在症状发作时往往能捕捉到重要的信息，为诊断提供帮助。

（3）心电图负荷试验：包括药物负荷和运动负荷，其中运动负荷试验最为常用，也叫平板运动试验。因为冠心病是心脏供血与耗氧之间的失衡，患者在安静状态时或症状短暂发作时很难及时捕捉到异常的心电图，故而可以通过跑步状态下检查心电图的方式来寻找心肌缺血的证据，但行动不便的老年人和心肌梗死患者不宜进行此项检查。

（4）动态心电图：又称24小时动态心电图，是指患者通过携带动态心电图机器记录一天当中心电图活动的变化，可实时捕捉并记录患者心肌缺血、心律失常时的波形，对判断病情提供很大帮助。

（5）心脏彩超：心电图记录的是心脏的电活动状态，而心脏彩超检查的是心脏的结构、运动及收缩舒张功能，对诊断心肌梗死后的并发症如室壁瘤、乳头肌功能不全、瓣膜反流等有很大价值，也可协助判断预后。

（6）冠状动脉CT：多层螺旋CT心脏和冠状动脉成像适用于早期筛查冠心病，也可初步了解冠状动脉血管情况，是通过注入碘对比剂，在CT扫描下观察冠状动脉狭窄程度的检查方法，但也存在一定的局限性，例如对钙化病变判断狭窄程度可能会存在误差。

（7）冠状动脉造影：冠状动脉造影是诊断冠心病的"金标准"，是指通过血管注入造影剂在X线透视下使血管显影的一种技术，可明确冠状动脉病变部位、狭窄程度、有无支架植入指征等，据此指导下一步治疗。

其余的例如光学相干断层成像（OCT）、核素心肌显像、血管内超声等检查也常用于冠心病的协助诊断及冠脉介入手术的治疗当中。

21. 什么是冠状动脉造影术

冠心病是冠状动脉粥样硬化的简称，是指给心脏供血的冠脉出现了狭窄、闭塞、痉挛等病变，进而引起了心脏缺血。冠状动脉造影术就是应用影像学的方法，将冠状动脉正常或异常的形态学直观地显示出来，为临床医师的诊断与治疗提供直接可靠的证据。尽管临床目前有多种评价冠状动脉病变与功能的技术，但由于冠状动脉造影术的方法简单，结果直观可靠，因此仍被认为是诊断冠心病的金标准。冠状动脉造影术是手术医师将特殊的造影导管从周围动脉插入，逆行送到主动脉的根部，在 X 线的指导下插入左、右冠状动脉的开口。随后手术医师在造影导管的尾端推注不透 X 线的造影剂，使左、右冠状动脉及其分支在 X 线下显影，同时，系统将冠状动脉显影的情况用电影、录像或数字的方式记录下来，作为临床医生诊断的根据。

冠状动脉造影术需要的设备包括：①心导管室：冠状动脉造影术需在心导管室完成，所谓的心导管室就是装备了心血管造影机及配套设施的专用检查室。②心血管造影机：主要功能部件为 X 线的球管，该球管固定在外形像英文字母 C 的金属架上，因此，又称为 C 型臂，可灵活地调节位置，从不同的摄影角度观察心脏及冠状动脉血管。③造影导管：分成左、右冠状动脉造影导管。④造影剂：不透 X 线的含碘造影剂。过去一般使用离子型造影剂，如泛影葡胺，目前已很少应用，如今主要应用非离子型。

冠状动脉造影术的过程主要有：①入路动脉：导管经周围动脉（双股动脉或桡动脉）插入，逆行送到主动脉根部进行造影。②应用动脉鞘建立造影导管进出动脉的通道：入路动脉选择后行动脉穿刺术，并植入有单向阀门的动脉鞘。③动脉导管到位：造影导管逆行送到主动脉根部后，在 X 线透视指引下，插入冠状动脉开口内，然后分别在不同的 X 线球管的投照体位，术者手推 3 ~ 5ml 造影剂；推注后，造影剂迅速分布在冠状动脉腔内显示冠状动脉的形态，推药的同时计算机记录造影的结果。④拔管及局部压迫：造影完毕，需拔除动脉鞘，由于穿刺的是压力较高的动脉，拔鞘后需局部压迫 20 ~ 30 分钟，然后加压包扎，患者平卧 12 ~ 24 小时。

冠状动脉造影术的特点有：①方法简单：一般情况下 20 分钟就能

完成检查。②十分安全：术者操作仔细，很少有合并症发生。③诊断价值极高：通过造影可以了解冠状动脉是否存在病变，以及病变的部位、病变的程度、是否需要做介入治疗等问题。

22. 做 CT 能明确诊断冠心病吗

随着影像技术的发展，多排螺旋 CT（multi-detector row spiral computed tomography，MDCT），尤其是 64 排 MDCT，不仅能够显示冠状动脉狭窄病变，而且成为能够清楚地显示冠状动脉早期管壁斑块的无创伤的影像学方法，在此方面优于常规的冠状动脉造影等其他影像学技术。MDCT 冠状动脉成像可以在门诊完成，方便、安全、省时，价格适中，越来越多的患者愿意接受此项检查以明确自己有无冠心病或排除冠心病，临床大夫也愿意让疑似冠心病的患者行冠状动脉 CT 造影检查以明确诊断。

23. 适合冠状动脉 CT 检查的患者

（1）临床症状疑似冠心病而临床其他无创检查（包括心电图、运动试验）不能明确诊断或除外冠心病的人群：①劳累或精神紧张时出现胸骨后或心前区闷痛，或紧缩样疼痛，并向左肩、左上臂放射，持续 3 ~ 5 分钟，休息或服用药物后能缓解者；②体力活动时出现胸闷、心悸、气短，休息后自行缓解者；③出现与运动有关的头痛、牙痛、腿痛等症状者；④夜晚睡眠枕头低时，感到胸闷憋气，需要高枕卧位方感舒适者。

（2）中 - 高度以上冠心病危险因素人群（具有 2 项以上危险因素，包括无症状者）：①高脂血症患者；②糖尿病患者，糖尿病易引起心血管病这一事实已被公认；③高血压患者，血压升高是冠心病发病的独立危险因素；④长期吸烟患者，吸烟者与不吸烟者比较，本病的发病率和死亡率增高 2 ~ 6 倍；⑤肥胖患者，向心性肥胖者具有较大的危险性；⑥有冠心病家族史的患者，患冠心病的风险约为没有冠心病家族史患者的 6 倍；⑦年龄，即男性 ≥ 45 岁，女性 ≥ 55 岁。

（3）冠心病药物治疗后、冠状动脉支架置入术后或冠状动脉搭桥术后随访，特别是治疗后再次出现冠心病症状或症状加重患者。

（4）心脏外科术前须除外冠心病患者。

（5）家族性高胆固醇血症和川崎病等患者（包括有症状的年轻患者）。

心脏冠状动脉检查不适宜或禁忌的患者：①对造影剂（碘）过敏者：既往使用过含碘造影剂，虽然很少发现过敏休克等严重过敏反应，但轻度的过敏反应也属于禁忌或慎用的范围。②严重的甲状腺功能亢进。③孕妇、正在受孕或怀疑受孕者。④严重心、肝、肾功能衰竭者：短时间内注射大量的造影剂会加重心、肝、肾脏负担。⑤正在服用二甲双胍者。在造影剂注射前两天及其后两天，应短暂停用二甲双胍类药物，以防止因急性肾功能衰竭所致的乳酸酸中毒。⑥心律失常或心率过快者：房颤、偶发室性期前收缩、起搏器术后患者，只要心律齐且心率慢，也能行 CT 冠状动脉造影检查。64 排 MDCT 冠状动脉成像，心率应控制在 70 次 /min 以下（双源 CT 除外）。

24. 心脏冠状动脉 CT 检查的价值

（1）冠状动脉斑块的诊断价值：约 50% 健康人在 30 岁前已开始出现冠状动脉粥样硬化病变，而在 40 岁以前，冠状动脉粥样病变的发生率达到 80%。在出现症状之前，CT 发现冠状动脉钙化斑块的敏感性和特异性均达到 95% 以上；发现纤维斑块的敏感性为 82%，特异性为 87%；诊断软斑块（脂质斑块）的敏感性为 82% ～ 92%，特异性为 87% 左右。

（2）冠心病的诊断价值：CT 诊断冠心病（血管狭窄 50% 以上）的敏感性为 83%，特异性为 93% 左右。因此，MDCT 在门急诊对冠心病的筛查，安全简便有效，减少了冠状动脉造影的不必要性（阴性预测值高达 95% ～ 100%）。

（3）急性冠脉综合征的诊断价值：急性冠脉综合征主要包括不稳定型心绞痛、急性心肌梗死和猝死，是临床防范的主要内容。MDCT 诊断敏感性和特异性分别为 94% 和 96%。国外 Hoffmann 的研究结果显示，

74% 的拟诊急性冠脉综合征患者经 MDCT 排除，从而减少了 70% 不必要的住院检查和治疗。筛查出的阳性患者，在评估了病变的程度、累及支数和范围、斑块的特性等，在行冠状动脉造影之前，为 PCI 或冠状动脉搭桥（CABG）治疗方案的确定提供了有用的信息。

（4）CT 可对冠心病治疗的疗效，包括药物治疗、冠状动脉支架术和冠状动脉搭桥术等，进行即刻或中长期疗效评估。

25. CT 检查的局限性和不利影响

（1）短时间内注射大量造影剂，对重症患者有一定风险。患有急性心肌梗死、急性肺栓塞、慢性肺动脉高压和心力衰竭、急性主动脉夹层等的患者，CT 检查有一定风险。

（2）造影剂不良反应或造影剂外溢。非离子型含碘造影剂最常见的不良反应是恶心、呕吐及皮疹，发生率为 0.33% ~ 0.67%，过敏性休克、意识丧失等严重不良反应罕见。造影剂常见的不良反应经对症处理后会很快消除。

（3）图像质量不满意。因为心脏是不停跳动的器官，心律不齐的患者会使图像产生错层导致漏诊或误诊，太快的心率容易导致运动伪影，致使冠状动脉管腔不能观察或边缘模糊不清。服用 β- 受体阻滞剂（如临床常用的酒石酸美托洛尔和氨酰心胺等）可降低心率，从而提高冠脉图像质量。

（4）X 线辐射。人每年接受自然界射线辐射的有效剂量为 2 毫希沃特（mSv），每张 X 线胸片的剂量为 0.1mSv 左右，一次多排螺旋 CT 冠状动脉造影所接受的有效 X 线辐射剂量约为 6 ~ 15mSv，高于传统冠状动脉造影（2 ~ 6mSv），与同位素心肌灌注显像相当。目前，CT 技术人员尝试多种方法减低 X 线剂量，一方面通过降低球管电流和电压，剂量可以减少 30% ~ 50%。另一方面，通过缩小采集图像的数量（如前瞻性门控技术），降低剂量 50% ~ 80%。综上所述，MDCT 冠状动脉检查无疑是筛查和诊断冠心病的良好手段，一方面提供了冠状动脉粥样硬化病变及其程度的诊断信息，尽可能做到早期发现、早期诊断和早期治疗。

另一方面，MDCT 排除冠心病诊断价值高，从而避免不必要的冠状动脉造影检查，对冠心病治疗后复查提供了直接显像的手段。但是，CT 技术的应用，应严格掌握适应证，严格控制图像质量，尽量减少 CT 检查的次数，不要在短时间内行多次 MDCT 检查。

七、冠心病的支架治疗

26. 哪些冠心病需要做支架治疗

心脏支架手术自诞生以来，就被医学界视为一个治病救人的良方。在近 20 年的时间里，心脏支架以其创伤小、痛苦小、安全系数高而备受患者和医生青睐。对于急性心梗患者来说，心脏支架的出现，为他们的生命提供了强大的保障。相对于需要全身麻醉、开胸的心脏冠状动脉搭桥手术来说，心脏支架手术治疗的过程可谓简单便捷。患者仅仅需要在局部麻醉的情况下穿刺血管，使导管在血管中前行，到达冠状动脉开口处，用特殊的传送系统将支架输送到需要安放的部位，撑开已经被堵塞的血管，保持血流的畅通。患者一般在手术后 24 小时就可以下床。心脏支架手术的简单、便捷，使它在冠心病患者中备受欢迎，但是也并不是所有的冠心病患者都适合用心脏支架。

心脏支架手术的适应证有严格的界定。

首先，只有心血管狭窄程度达到 70% 以上才能使用支架。其次要看患者病情的稳定程度，而病情稳定与否，可以通过患者的自我观察和心脏内超声来判断。患者的自我观察是针对冠心病临床症状来说的。大体可以从四个方面来判断，即心绞痛的发作是否越来越频繁；心绞痛的时间是否越来越长；诱发心绞痛的方式是否越来越接近日常动作，比如原来上三楼会诱发心绞痛，现在上二楼就有明显的不适感；心绞痛的缓解方法是否越来越复杂，比如原来吃一片药就能有效缓解心绞痛，现在要吃两片药才见效。心脏内超声是近几年来才运用到心脏支架手术领域的一项技术，通过血管内超声，可以判断出血管内斑块的面积大小以及斑块是否稳定。如果患者的病情稳定，血管内斑块也是稳定斑块的话，吃药治疗明显比放置支架的风险小。在冠心病患者中，如果患者的心脏左主干仅有 50% 的狭窄，是不能安放心脏支架的。如果患者年纪大，病情也很稳定，吃药控制的效果又好，这样的患者也是不需要放置心脏支架的。

胡大一举过一个例子：他的老师是一位著名心脏科医生，70 岁出现心绞痛，却没去做冠脉造影、放支架，而是在保持健康生活方式基础上，坚持口服他汀类和冠心病药物，现在 87 岁高龄，仍能轻松爬上二楼。如果患者的病情不稳定，又比较年轻，经常做一些比较剧烈的活动时，就建议使用心脏支架。我国目前用的心脏支架几乎都是药物支架，与裸支架相比，不仅价格更高，安放后更要吃一年的氯吡格雷，终身服用阿司匹林对抗血栓，这两种药物会刺激胃肠道，还会带来出血风险。还有一部分患者放入支架后，会觉得心脏局部不舒服，一年后才能适应。少数心脏病患者有一个误区，认为只要做了心脏支架手术，心脏就相当于上了双保险。

广东省第二中医院心血管病专家王清海教授指出，不论支架质量经过多少次改进，它始终不能解决最终的问题，因为做心脏支架术不是病因治疗，虽然解决了心血管的疏通，但不能保证其他网络血管的畅通无阻。因此从某种意义上说，心脏支架手术后的疗养，以及对整个冠状动脉粥样硬化的二级预防，才是心脏病患者真正开始面对的挑战。心脏支架植入人体后，会有一定几率出现再度狭窄。普通支架再狭窄的几率为30% 左右。为对抗再狭窄，出现了药物涂层支架，药物涂层有效地将血管再狭窄的几率降低至 5%。但是，药物涂层又会引发新的问题。由于植入心脏支架会在一定程度上损伤血管内壁，而药物涂层则会延迟破损内壁的自我修复过程，因此会导致血栓形成。研究表明，药物涂层支架会造成 3% 的血栓形成率，一旦形成血栓，很容易出现急性心梗。为应对心脏支架带给患者的种种问题，患者常常需要在支架手术后，服用较多种类和数量的药物。这些药物也可能会给身体带来副作用。按时服药、加强身体锻炼、注意日常饮食、戒烟戒酒，这些才是保证冠心病患者健康的重要因素。

支架术后患者运动应该掌握运动强度，反映运动强度大小最实用的指标是心率。170 - 年龄 = 运动时每分钟心跳最快的限度。适宜支架术后患者的体育锻炼项目也并不少。每次散步 45 ~ 60 分钟，或每日步行 1000 ~ 2000m，步行时要步幅均匀，步态稳定，呼吸自然，防止跌跤。如有条件可应用健身自行车在室内进行运动锻炼。其他锻炼项目还有太极拳、体操及气功等，也可根据具体情况适当选择。

27. 放支架对患者有什么好处

冠状动脉狭窄到 70% 以上，会严重影响心肌血液的供应，造成心肌供血不足，甚至心肌梗死，危及生命。若及时地在冠状动脉血管最狭窄处安放一个支架，把狭窄的血管支撑起来，保证血液通畅，就能确保心肌正常血液供应，心脏功能就不会受影响。这是放支架最大的好处。

28. 放入支架是不是解决了全部问题

许多患者得病后非常恐慌，特别是心脑血管疾病患者，生病之后马上到医院，并按照医生的建议很快做了心血管支架或者搭桥手术。之后，这些患者和大部分家属都认为做过手术之后就完事大吉，没有后顾之忧了。其实，这些患者的病况只是得到了暂时的稳定，在这个阶段最容易发生血管的再次梗阻或堵塞了。这是因为支架或搭桥手术后，只是利用支架将原来堵塞的血管撑开，而血液的情况没有变，附着在血管内壁的动脉硬化斑块依然存在，也就是说整个恶劣的环境没有改变，变得只是具体的某一处病变，虽然暂时感觉良好，再加上药物的控制，从身体感觉上没有什么问题，但实际上问题没有从根本上解决。时间长了就会出现以下三个方面的问题：

（1）随着"血液垃圾"的积累沉淀，在原来的病变处还会发生二次堵塞。

（2）最主要的问题是一旦血管中原有的斑块脱落，就会随着血液跑到血管末端形成堵塞，造成梗死。

（3）在第一次出院时，医生一般都会告知：要终生服药。

29. 放支架后再狭窄是什么意思

支架术后再狭窄是一个综合概念，冠状动脉内支架植入术后再狭窄是指一支狭窄的动脉在机械性介入治疗后显著开放，但又恢复到原来没有足够管腔直径状态的过程。再狭窄可以从三个层面来综合界定：

（1）血管造影再狭窄：最常用的定义为随访时直径狭窄 > 50%，其主要依据是早期研究显示冠脉血流储备受损。另一常见的定义为残余狭窄从介入治疗后即刻 < 50% 增加到随访时狭窄 > 50%，它可能不一定与临床再狭窄有关，但常被用来比较不同治疗或装置的疗效。

（2）临床再狭窄：包括反复发作的症状和运动试验阳性。大多数患者再狭窄表现为反复心绞痛。狭窄病灶主要由内膜增生和纤维组织组成，破裂和急性血栓形成较少见。

（3）组织学再狭窄：用于定义再狭窄的指标有多种：包括内弹力板（IEL）包绕的面积、外弹力板（EEL）包绕的面积、管腔面积等。常用 IEL 包绕的面积来定义，一般为 50%。

30. 引起支架术后再狭窄的原因

对再狭窄形成机制的研究是一项综合工作，目前，支架内再狭窄的病理生理过程还不完全清楚，认识再狭窄的危险因素有助于了解再狭窄这一复杂病理生理过程的机制。许多临床试验从临床、冠脉病变特征和技术操作等因素方面来评价再狭窄，认为操作和支架诱导血管损伤引起的修复反应是支架内再狭窄的主要机制之一。

再狭窄是多因素综合作用的结果，主要有以下三个因素：

（1）患者因素：有再狭窄病史、高龄（ > 65 岁）、男性、术前有不稳定型心绞痛、术后继续吸烟、糖尿病和高血压，与再狭窄有一定的相关性。其中与再狭窄关系最大的相关因素是不稳定型心绞痛，其再狭窄的相对危险性是稳定型心绞痛患者的数倍。另外，遗传因素如糖蛋白 Ⅲa 及亚甲基四氢叶酸还原酶（MTHFR）突变型患者的再狭窄发生率较高，白介素 IL-Ira 的等位基因则似乎有降低再狭窄发生率的倾向。此外，对支架成分镍和铜元素过敏反应者也有高再狭窄的报道。

（2）病变因素：多支病变、单支或多支血管内的多个病变、严重病变（＞90% 直径狭窄）、开口处病变、长病变（＞20mm）、完全性闭塞、近端病变、分叉处病变、严重钙化病变、冠脉内有血栓的病变、前降支病变。如：病变长度＞20mm 时，再狭窄是 5mm 以下病变的 3 倍。

（3）操作因素：PTCA 后管腔直径的大小，早期获得（即 PTCA 后即刻最小管腔直径减去 PTCA 前最小管腔直径）的不同与再狭窄有相关性。另外，有学者用血管内超声（IVUS）分析了 PTCA 后血管特征，发现斑块未断裂，内膜明显撕裂和斑块负荷（斑块面积/外弹力板面积）较大者再狭窄率较高。

31. 为什么有的患者需要二次放支架

就目前普遍的许多患者而言，一般都是在做完支架一年半到三年间会出现胸闷、心绞痛、气短、憋气、出冷汗等一系列症状，这就是原病灶复发的反应；另外，因为血管和血液的整体情况都不是很好，还很可能很快地在血管的其他地方发生堵塞，这样就需要第二次、甚至第三次做支架手术，严重者还要选择搭桥手术。在医院的记载中可以看到：大部分患者在第一次手术之后 2～7 年后做了二次手术，有的甚至做了四、五个，甚至六、七个支架。虽然支架技术不能解决所有问题，并非治标之法，但由于可开通血管，恢复血流，也是一种临床最常用的应急方法。

32. 放了支架为什么还要服用药物

一旦做了心脏支架，整体血管和血液的状况就都不是很好了，在病灶外的其他血管上还会有一些斑块，这种斑块最害怕的就是情绪激动。因为人的情绪一激动血液流动就加速，血管就收缩，这时候这些斑块就极易脱落。要防止这些斑块脱落，就需要服用相关的药物来预防血管再狭窄，如波立维、阿司匹林或具有行气活血或者活血化瘀的中药等。

　　有资料显示，在支架植入术前后使用能够明显降低再狭窄发生率。低分子肝素抗血栓作用强，出血副反应较少，故为支架术后最常用的抗凝药物。

33. 支架术后是否要终生服药

　　我们都知道，控制心脑血管疾病的药物都是化学制品，都有较大的副作用，对肝脏、肾脏有伤害，因此从长远说，一定要食疗，在达到彻底改变血液质量后，再停止使用医院所开的控制心脑血管的药物才是正确的选择。所以千万不可以认为做过支架或搭桥就可以万事大吉了，预防二次心梗、搭桥、支架是以上人群首先最应做到的。

　　但有研究显示，支架植入术前服用他汀类药物，并不能降低术后 4～6 个月的再狭窄发生率，但可增加术后 24 个月内的血管管径。美国国家胆固醇教育计划成人治疗专家组第 3 次报告（NCEP ATP）提出强化降脂的概念，即将极高危患者低密度脂蛋白 LDL-C 降至 70mg/dl 以下，可能降低心血管事件发生率，然而能否降低冠状动脉支架内再狭窄的发生，有待临床进一步证实。PTCA 术后抗血小板聚集十分重要。阿司匹林和氯吡格雷可抑制血小板聚集，二者常联合使用。

34. 放过支架后仍然有胸痛是怎么回事

　　冠状动脉支架植入术后再发胸痛的原因有多种，常见病因有冠状动脉的其他部位出现新的病变，或原发病变有了进一步发展，以及患者发生了影响血流动力学的心律失常等，然而最重要的病因是冠状动脉支架内发生再狭窄。炎症因素在不稳定斑块破裂和再狭窄形成方面均具重要意义。PTCA 和（或）支架术后再狭窄的发生率与术前、后炎症反应的细胞因子如白介素 26（IL-26）、黏附分子及 C 反应蛋白等的过度表达密切相关。有研究显示血胆固醇浓度以及 Lp（a）浓度是狭窄的独立危险因素。血清 Lp（a）浓度增高及高胆固醇血症可造成血管内皮细胞损伤和灶状脱落，血浆脂蛋白得以进入内膜，引起巨噬细胞的清除反应，加速血管内平滑肌增殖和移行，增加血小板黏附和聚集，激活纤维蛋白酶原，从而促使再狭窄的发生。LIPS 试验提示，他汀类调脂药物可减少支架术后再狭窄。

35. 哪些患者不需要放支架

得了心脏病，到底放几根支架才是科学的，这个问题一直是大众关注的话题。根据过去的医学知识，一个患者如果因血管狭窄导致心肌缺血，就需要放支架，来改善心脏供血情况。一般的方法是通过冠状动脉 CT、冠状动脉造影这些成像技术，来看血管的狭窄程度，如果狭窄程度大于等于 70%，就会去放支架。但是随着医学的发展，专家发现，其实每个人的血管弹性是不一样的，有的患者即使狭窄到了 80%，但是心脏并不缺血，也就是说他们并不需要放支架。为了准确判定何种情况下才需要放支架，目前国际上最新的标准是以冠状动脉血流储备分数（FFR）为判断依据。FFR 直接测血流，可以准确判断一个人心肌是不是缺血，到底需不需要放支架，是目前国际公认的金标准。借助这一检查，临床上发现，有一些患者虽然血管狭窄程度达到了 80%，但并没有引起缺血，不用放支架。因此，FFR 将彻底改变冠心病治疗的基本观念。

36. 不宜放支架的患者怎么治疗

尽管在冠状动脉内安放支架是很好的治疗方法，但有些因年龄较大、身体虚弱、心脏功能极差或合并其他疾病而不适宜放支架的患者，也不要担心，还有许多治疗方法可以选择，例如服用抗凝药、抗血小板药、中药等。其实，在各种治疗方法中，药物治疗是一切冠心病治疗的基础。近年研究表明，中医中药在冠心病治疗方面具有明显的优势，临床效果显著，而且安全，无不良反应。所以，建议不宜安放支架的冠心病患者，可以找从事心血管专科的中医医师治疗，也许会收获意想不到的效果。

八、冠状动脉搭桥术

37. 什么是冠状动脉搭桥术

冠状动脉搭桥手术，是取一段位于腿部的自体大隐静脉或其他血管，在主动脉和冠状动脉堵塞病变的远端之间做一主动脉与冠状动脉的桥梁，从而使主动脉的血液通过移植的血管供应到冠状动脉的远端，以恢复相应心肌的血液供应，改善心肌缺血、缺氧状态，解除心绞痛等症状。简单地说，就是在冠状动脉狭窄的近端和远端之间建立一条通道，使血液绕过狭窄部位而达远端。一般利用的是自身的大隐静脉、乳内动脉、胃网膜右动脉、桡动脉、腹壁下动脉等。

传统的手术通常在全身麻醉、低温、体外循环、心脏停止跳动的情况下进行，一般需要 3～4 小时。而随着新技术的发展，越来越多的患者可以不用体外循环，在心脏跳动的情况下手术，手术对患者的损伤明显减轻，术后恢复更快。

实际上，搭桥手术也不是一劳永逸，还需要用心爱护心桥。治疗冠心病无论采取药物、支架治疗还是搭桥手术，都是针对冠状动脉狭窄的一种对症治疗手段，只是治标没有治本，也就是说，冠状动脉粥样硬化病变本身没有得到治疗。因此，这就需要控制引起冠心病的各种危险因素，如肥胖、吸烟、缺乏运动等。如果合并有高血压病的患者，要服用抗高血压病的药物；合并有糖尿病的患者，要服用治疗糖尿病的药物；合并有高血脂的患者，要服用抗高血脂的药物，以此来控制冠状动脉粥样硬化病变本身的发展。如果导致冠心病发病的危险因素得不到控制，无论是做支架还是搭桥手术，若干年后还可能会出现新的血管病变和新的血管狭窄。所以，"桥"的远期通畅需要依靠自己健康的生活方式来精心地维护。

38. 哪些患者需要做冠状动脉搭桥术

接受搭桥手术有一定的手术适应证，自 1967 年世界上第一例采用冠状动脉搭桥术治疗冠心病以来，冠状动脉搭桥手术已成为治疗冠心病的主要方法。其近期和远期效果已经获得世界范围内大量病例和长时间随访的证实。搭桥手术主要的原则是最大可能地改善心肌缺血，减少患者的风险。在选择治疗时要考虑到病变情况。目前研究证实应该行冠状动脉搭桥手术的主要情况包括：

（1）左主干病变，狭窄病变大于 50%。

（2）等同于左主干病变，即左前降支近段及左回旋支近段明显狭窄 ≥ 70% 以上。

（3）合并糖尿病的两支以上血管病变，尤其是两支血管病变中有前降支近段狭窄者。

（4）三支或多支血管弥漫性病变，伴有左心功能减退者。

（5）急性心肌梗死伴有心源性休克者。

（6）合并需要外科手术治疗的心脏机械并发症如腱索断裂二尖瓣反流、室间隔穿孔或合并室壁瘤者。

（7）稳定型心绞痛内科治疗无效，不稳定型心绞痛；心梗后心绞痛，无 Q 波型心肌梗死者。

（8）部分介入治疗失败或出现急性并发症者，如严重的冠脉损伤等。

总之，搭桥手术基本适应证是心肌缺血症状依靠内科治疗未能控制的患者。一般而言，患者症状严重缺血范围越大，狭窄程度越重，搭桥效果越好。若冠状动脉病变呈弥漫性，远端冠状动脉无法搭桥手术，严重的心、脑、肺、肝、肾功能不全等不能耐受手术创伤打击者为手术禁忌证。

39. 冠心病能治愈吗

冠心病属中医"胸痹""心痛""真心痛""心络痛"等范畴。人至年老，体质渐弱，五脏渐衰，脏腑功能失调，是冠心病发病之基础。一旦心脏有恙，当悉心诊治，冠心病发作时应以温阳解郁、泄浊豁痰、祛瘀通脉为主，缓解期常以益气养心、温补心肾、滋肾复脉为主。但临床患者常虚实夹杂，标本互见，故当审证求因，详析病机，谨慎辨证，有时需多法并用，方能有效。

由于医学的发展，冠心病在西医理论上已经是可以治愈的，但在临床上又是难以治疗的疾病，经治疗缓解后又很容易复发。冠心病虽然主要表现在冠状动脉上的病变，但其实是一个全身性的疾病，涉及人体的各种内分泌和代谢失调。目前针对冠心病的治疗主要是对症和对因治疗，对症治疗包括放置支架，服用血管扩张药物，降低心肌做功和氧耗，可以明显改善患者的症状（心绞痛）。病因治疗包括抑制血脂代谢紊乱和内分泌紊乱，以及综合康复治疗等，但对已经造成的病变的逆转作用很慢很小，不过对控制疾病的进展非常重要。

冠心病的治疗一定要全面考量，要重视综合心脏康复治疗，包括适当的体育锻炼、合理的生活方式、保持乐观豁达的心情、合适的社交行为。传统中医中药在冠心病防治方面效果也很好，但中医诊治冠心病的真谛还在于一个"养"字，包括养生、养心、养性等。另外，基因技术在冠心病治疗方面的研究也取得进展，这可能为治愈冠心病带来希望。

40. 冠心病发病与情绪有关系吗

"心者，君主之官也，神明出焉"，"心藏神"。心主神明指心有统率全身脏腑、经络、形体、官窍的生理活动和主司精神、意识、思维和情志等心理活动的功能。人有七情六欲，情志异常可导致气血运行障碍、气滞血瘀、心血瘀阻而至胸痹心痛。

情绪变化对冠心病有重要影响，相当多的证据表明，社会心理冲突、情绪和行为类型与冠心病的发病以及心律失常、猝死等的发生有关。精神因素可促发冠心病，心理应激可促使健康人发生心律失常，精神紧张可使冠心患者发生心绞痛、心力衰竭和心肌梗死，原有室性心律失常者则可发生严重室性心律失常以至猝死。

有人做过情绪刺激实验，对受试者进行电影诱导，使受试者经历恐惧、喜悦、悲伤的情绪变化，时间均为45分钟。看电影期间保持安静看完电影，迅速测量血压、心率，抽血待测。所有观察对象的量表测试均在心情平稳时进行。结果发现喜悦情绪有促进一氧化氮（NO）升高，NO 有扩张血管，抑制血小板聚集、平滑肌细胞增生、单核细胞黏附和黏附分子表达的作用，可防止血管壁发生粥样硬化和血栓形成。悲伤和恐惧两种情绪都会影响内分泌系统，导致其紊乱。得出的结论是三种情绪中，喜悦刺激是积极情绪即正性刺激，其结果 NO 升高，其余指标没有变化。两种负性情绪均影响了血管内分泌系统，引起了血管内皮活性物质的紊乱。心血管系统中的活性物质分泌紊乱可以引起血管结构的破坏，甚至可能引起心血管系统结构的重构。医学专家分析，在那些带有消极情绪的人身上，可发现较高的炎症蛋白含量，这种连续的、涉及整个心脏系统的炎症状况对诱发冠心病具有重要影响。在临床实践中常遇到冠心病、心绞痛患者，因过度焦虑、烦躁而使病情恶化甚至致死的病例，也有不少患者病情较重，然而情绪稳定或比较稳定并且积极配合治疗的患者均能康复出院。所以，冠心病患者保持良好的情绪非常重要。

41. 人的性格与冠心病有关联吗

人的性格与冠心病关系密切，冠心病的发生、发展和结局都和性格有关联，比如大家常在生活中或影视中看到有些人在发脾气或受刺激时突然捂住胸口，就知道"这个人冠心病发作了"。

人的性格是影响冠心病患者情绪障碍的重要因素，临床治疗中对患者的负性情绪进行干预，可以加强管理和控制冠心病。美国西部协作组通过调查研究，把性格分为 A、B 两型。A 型性格的人好胜心强、缺乏耐心，具有过分的竞争性、节奏性及进取心，好攻击或有敌视情绪，为达到目标而持续奋斗，不计后果。因此，A 型性格又被称为冠心病疾患性格。A 型性格与冠心病的任何重要的危险因子一样有意义。B 型性格的人与 A 型性格的人正相反。德国心脏病专家弗里德曼和罗森曼等，在进行冠心病的心理和生理研究中发现，冠心病与心理 - 社会因素密切相关。1974 他们合著了《A 型性格和你的心脏》一书，书中也把人的性格分为 A、B 两种类型。A 型性格的人，生活节奏快，做事匆忙，往往一事未干完，又去干另一件事，或几件事一起干。这种人好胜心、竞争心强，不怕困难，勇于进取。这类人，性格外向，锋芒毕露，说话急速有力，易急躁，易怒，好激动，不能容忍自己看不惯的事情，对自己漠不关心，不知道休息和照料自己，不会享受生活的乐趣，整天使自己处于"紧张状态"。而 B 型性格的人恰恰相反，他们不争强好斗，没有竞争的压力，办事往往慢条斯理，不慌不忙，工作有主见，不易受外界的干扰。紧张工作后能愉快地休息，拿得起放得下，能自己宽慰自己，消除各种烦恼。

两位心脏病专家分析的结论是：具有 A 型性格的人最容易患冠心病、高血压神经官能症；而 B 型性格的人患冠心病的就很少。流行病学前瞻性研究也指出：A 型性格的人通常伴有较多的其他危险因素，如高血压、高血脂、糖尿病等。即除去其他危险因素，A 型性格的人冠心病的发病率也比 B 型性格的人高 2 倍。A 型性格对 5-HT 释放反应增强，而 5-HT 在冠心病的发生发展中起重要作用。

俗话说"江山易改，禀性难移"，那么我们是不是就对不良性格就没有办法了呢？其实不然，中医所说的养生最重要的一点就是修身养性，《孟子·尽心上》："存其心，养其性，所以事天也。"修身就是使自己的心灵得到净化、纯洁。养性就是使自己的本性不受损害。通过自我反省体察，使身心达到完美的境界。个人修身不仅饱含了为人、修身、处世的智慧，还包含着始终要有一颗平常心去应对日常的烦恼和不幸。心平气和地面对人生，五脏气和身体必然健康。

42. 为什么冠心病会使生活质量下降

生活质量（quality of life，QOL）又被称为生存质量或生命质量。生活质量与生活水平的含义不同，生活水平回答的是为满足物质、文化生活需要而消费的产品和劳动多少，生活质量回答的是生活得"好不好"，生活质量须以生活水平为基础，是对个人或群体所感受到躯体、心理、社会各方面良好适应状态的一个综合测量，并能充分体现积极的健康观。冠心病会对患者身心造成诸多负面影响，导致患者生活质量明显下降。患病影响了患者的日常活动，增加了患者心理负担，冠心病的反复发作，病程长，伴发心衰和心律失常等并发症等更是生活质量下降的重要原因。冠心病患者在生理、心理、独立能力、社会关系、生活环境领域及世界卫生组织生存质量测定量表（WHOQOL-100）方面均比正常对照人群的生活质量低。冠心病的治疗效果对生活质量很重要。影响生活质量的因素有生理功能的改变、心理精神因素和社会支持等方面，而社区老年冠心病患者的日常生活、社会角色、情绪等方面因病产生了不同程度的改变，进而影响生活质量。所以对冠心病患者进行健康宣教很重要，加强指导患者进行心脏康复训练，同时需要患者家属和社会一起参与，就可以使得冠心病患者在一般健康状况、生理机能、生理职能、躯体疼痛、心理健康和精力方面的得到显著改善。

43. 冠心病患者生活质量下降的表现是什么

冠心病发生以后，随着病情发展，当影响到患者的工作和生活时，生活质量必然受到影响，其表现为劳动能力下降，工资收入下降，生活范围变小，生活内容相对单调，家庭关系出现变化，社交活动减少，情绪难免低落，对环境适应能力差等等，病情严重者甚至生活不能自理，更谈不上生活质量。尽管如此，我们可以通过合理治疗冠心病和其他积极行为来提高冠心病患者的生活质量。因为除自身病情外，冠心病患者生活质量下降程度还受年龄、文化程度、个人习惯、医疗经费、家庭环境、社会支持、治疗方式等多种因素的影响。研究发现，通过积极干预，可以从心理、活动能力、个人角色等方面提高冠心病患者的生活质量。

44. 患了冠心病能坐飞机吗

冠心病患者能不能坐飞机是大家共同关心的一个问题。一般说来，日常活动无明显不适、无心绞痛发作的冠心病患者，是可以坐飞机的。飞机是当前运行速度最快的交通工具，能大大缩短旅途时间，使冠心病患者减少旅途的疲劳。现代科学技术的发展，使飞机上乘坐条件越来越好，飞机舱室内并不缺氧，这一切，对冠心病患者的旅行是有益的。但也不是所有的冠心病患者都能乘飞机旅行，患有急性心肌梗死及严重心律失常、心力衰竭、频发心绞痛、血压过高的冠心病患者，均不宜勉强乘坐飞机。因为空中旅行时的治疗与急救条件毕竟有限，飞机起飞与降落时的"离心"感觉，有时会诱发心脏病急性发作。我们对要坐飞机的冠心病患者提出几点建议：

（1）冠心病患者在乘飞机前，最好先到医院进行检查，征求医生的意见，必须乘飞机时应随身携带必要的药物，比如硝酸甘油片或速效救心丸等救急药物，以防万一。

（2）建议乘坐大型客机，不要乘小型客机，因为大型客机尽管飞行速度很快，但飞行中很平稳，而且机内也有氧气或一般药品供旅客紧急备用，小型客机容易颠簸。

（3）在飞机起飞和着落时，除耳朵鼓膜受压力外，可有轻度心跳感觉，应有心理准备，必要时可在升降时预先服用硝酸甘油及安定类药物，一般不会有意外。

45. 患了冠心病能登山吗

在临床工作中，我常常鼓励冠心病患者进行适度的活动，因为适度的活动可促进血液循环，有利于冠心病的康复。所谓"适度"运动，是指运动的强度不会引起胸闷、胸痛、心慌、气急等症状。但冠心病患者由于病情轻重不一，能否参加旅游登山活动也不能一概而论，一般可参照以下原则：

（1）经过规范治疗（包括药物治疗、冠状动脉介入手术、外科搭桥手术等），近期在日常生活、工作中没有出现胸闷、胸痛、气急等症状，则可以外出参加旅游、登山等活动。但在旅游中，应注意以下几点：①不宜攀登像黄山和华山等那样陡直的高山。②旅途中不宜过度劳累，如中途不休息连续登山等。可以选择与身体状况相类似的伙伴一起同行，走走停停，量力而行。③随身携带心脏急救药品（如硝酸甘油片或喷剂、麝香保心丸等），以防发生意外。④不要到偏静少人和交通不便的地方活动，因为万一在这些地方发病，不便于被发现，也不利于120 施救。

（2）平时参加一般体力活动时无症状，但参加比较剧烈的运动（如骑自行车、登楼三层以上等）会出现轻微胸闷、胸痛等症状时，这些患者可以参加一些休闲旅游活动，如结伴到公园散步、垂钓或乘车到郊县观赏风景等，但不宜登山。

（3）有下述情况者，应禁止外出旅游：①近期发生过心肌梗死。②近期有反复心绞痛发作，且发作频率、时间和症状较以前加重。③伴有心功能不全，参加一般体力活动后就会出现胸闷、气急、双下肢浮肿等症状，夜间平卧时呼吸困难，坐起后就会好转一些。胸片、心超等检查结果提示有心脏扩大。④伴有严重心律失常，如伴有频发期前收缩、快速房颤、短阵室速等。

46. 冠心病患者能过性生活吗

冠心病患者是可以过性生活的，但要节制，也要注意性生活的技巧。因为冠心病可以影响性生活，其影响程度与患者病变程度、用药情况和个体差异有关。据报道，有 1/3 ~ 2/3 的男性患者在患心肌梗死后性欲降低，性交次数减少，甚至发生勃起功能障碍，也有个别患者病后性欲增加。女性患者的情况与男性患者类似。

影响性功能的机理：①生理病理因素：性生活时，人的心率增加。性高潮时男女双方心率可达 110 ~ 180 次 /min。据 Hellerstein 和 Friedman 文献报道，患心肌梗死后恢复期患者在家中与熟悉的性伴侣进行性活动，平均最大心率是 97.5 次 /min，在性高潮时心率可达 117 次 /min。而又有研究表明，心肌梗死后恢复期患者与自己不熟悉的性伴侣（非夫妻间）性生活或手淫时不仅心率要快得多，而且，相当一部分患者性生活时出现严重的心电频率不稳，有时也表现为多发性室性期前收缩或二联律。而这样的性生活将会严重危害患者的健康甚至有生命危险。据日本的一项研究报告，5559 例突然死亡的病例中，有 0.6%（34 人）发生在性交时，这 34 例中有 18 人死于心脏病，并且 34 例中有 27 例死于非夫妻间的性交。②心理因素：冠心病患者的性功能可出现不正常。如患者患心肌梗死后，感到自己的生命受到威胁，而急性期过去后，又要担心自己的未来的健康、工作及生活，因此可出现焦虑和恐惧。性伴侣也会出现一样的畏惧、压抑和焦虑。因此，患者的性生活必然要受到影响。

和谐的生活包括性生活和谐，房事作为人的生理需求，也是健康的一个指标。如果适度，有利于男女交换阴阳之气、固本还原，有益于养生。

47. 性生活时出现问题的处理方法

在治疗冠心病的同时，要注意发现患者的性功能情况。当患者急性期过后，应注意对患者的性生活进行指导。一般地，患心肌梗死后4~8周期间禁止性生活。在患者恢复性生活之前，应对患者的心脏耐力进行检查，方法为：患者在脚踏车试验中，速度能达到5~6km/h，或经过Master二阶梯试验没有出现心绞痛、心电图改变或血压异常升高情况时，患者可以恢复性生活了。许多患者患病长期卧床，体质虚弱，运动耐力下降，应鼓励患者进行适当的锻炼，以恢复体力；指导患者逐渐恢复性生活，开始时，可以拥抱、爱抚、接吻等，待体力进一步恢复时可部分恢复性生活，如患者在性生活中被动一些，性伴侣为患者口交，用手爱抚患者性器官等；性生活时，鼓励性伴侣积极主动，如男患者女配偶可采取女上位、侧位性交，女患者的男配偶可侧位、后位性交等，对患者冲击最小；心脏疾病发作时应用药控制，维持到脚踏车及二阶梯试验允许水平，合并甲状腺功能亢进、高血压、糖尿病、慢性阻塞性肺疾病等时，应注意纠正；应避免在劳累、运动、吸烟、饮酒及饱食后性交；应密切性伴侣与患者之间的关系，避免与陌生伴侣发生性关系，这很重要的，因只有不到1%的突然死亡与性活动有关，而其中大多数是与婚外新性伴侣性交以及追求新奇特的性生活方式而致。另外，心理疏导也很重要。

48. 冠心病患者能喝酒吗?

　　冠心病患者是可以适量饮酒的，适量喝酒也叫"低风险性"喝酒。有人认为，心脏病患者应当禁酒。但有研究发现并不是如此，应该辩证地看待饮酒的问题。酒本身就是一种药物，中医中药的发生发展与酒关系密切，中医认为，酒能通血脉，御寒气，行药势，解毒。大量饮酒可以增加心脏和肝脏的负担，大量酒精能直接损害心肌，造成心肌能量代谢障碍，抑制脂蛋白脂肪酶，促使肝脏合成前β-脂蛋白，使血中β-脂蛋白消失减慢及三酰甘油上升，从而促进动脉粥样硬化。但持续少量饮酒则可使血中高密度脂蛋白提高，并有降血脂的作用，从而保护心血管系统，抑制动脉粥样硬化形成。大量喝酒可刺激脂肪组织分解，形成大量的脂肪酸，使肝脏合成的前部脂蛋白量急剧升高，同时前部脂蛋白和乳糜微粒在血中廓清速度减慢而加重高脂蛋白血症。大量喝酒可诱发心绞痛及心肌梗死。少量喝酒，尤其是低度酒，对心脏有保护作用。因此可以认为，冠心病患者即使患过急性心肌梗死，也可喝低度酒，饮酒量以一天不超过白酒 50g 为宜。

　　饮酒一般都被列为心血管病的危险因素，但即使是权威的指南，通常提的也是"限酒"，而不是禁酒，因为酒和烟毕竟不同，适量的饮酒对人体健康是有益的，这已为许多研究所证实。一般指南中，男性每日安全饮酒量白酒为 50g，啤酒为两瓶；女性为啤酒一瓶，每周至少有两天滴酒不沾。加拿大的研究认为，白酒限量为每天 25ml。美国心脏学会 2006 年发布饮食与生活方式建议中，再次明确指出了适量饮酒的含义：男性每天的饮酒量不应超过两份，女性不应超过一份。一份的含义是：葡萄酒 150ml 或啤酒 350ml 或白酒 30ml。这与世界卫生组织的限量大致相近。尽管医生没有硬性强调戒酒，冠心病患者仍应根据本人的实际情况，严格限量为好。就作者个人认为，饮酒要适度，特别是冠心病患者，更不能贪杯，如同时有肝病，应该戒酒。

第二章

冠心病的预防

一、冠心病的一级预防

49. 什么是一级预防和二级预防

　　一级预防又叫作病因预防，是在冠心病发生之前针对冠心病的病因或危险因素采取一些防范措施，以增强人体的抗病能力，防止或推迟冠心病的发生。第一级预防是防止发生冠心病的根本措施，如保持愉快的心情、积极进行体育锻炼、保持正常的体重、控制血压和血脂、积极治疗糖尿病、保持血糖稳定等。二级预防又叫作临床前期（或症候前期）防，是在得了冠心病以后，控制和延缓冠心病的进一步发展，保持病情的稳定，或使原有的病情得到改善，从而降低冠心病导致的伤残或降低死亡率，提高患者的生活质量。这一级的预防是通过早期发现、早期诊断而进行适当的治疗，从而防止病情的进一步加重。

50. 冠心病的危险因素有哪些

　　（1）年龄、性别：研究显示，冠心病多见于 40 岁以上的中老年人，49 岁以上进展较快，近年来发病有年轻化趋势。男性与女性相比，男性在 60 岁以后，冠心病发病随着年龄增加显著增加，女性更年期以前发病率较低，从更年期后发病率与男性呈相同趋势。

（2）家族史：一般来说，亲属中得冠心病的时间越早，亲缘关系越近，患病的亲属越多，个人发生冠心病的危险性就越高。危险因素的筛选主要考虑那些发生冠心病年龄较早（男性小于55岁，女性小于65岁）患者的一级亲属。通常亲属65岁以后出现冠心病的不列入考虑范围。

（3）高血压：高血压是冠心病的独立危险因素。有高血压的人较血压正常的人冠心病发生的危险增加2倍。我国的研究表明，收缩压每增加10mmHg或舒张压每增加5~10mmHg，9年内患心肌梗死或冠心病猝死的危险分别增加28%或24%。

（4）吸烟：开始吸烟的年龄越早、每日吸烟量越大、烟龄越长的人患冠心病的危险性越大，冠状动脉病变越严重。有研究显示，吸烟者比不吸烟者冠心病发生的危险增加2.2倍，心血管疾病中有近1/5的患者死于吸烟，吸烟是心脏猝死及外周血管疾病最主要的危险因素。即使非吸烟者也可因被动吸烟而使患病风险增高。

（5）糖尿病：糖尿病患者由于代谢异常，冠心病的发病危险大大增高。约有80%的糖尿病患者死于心血管疾病，冠心病的危险性与血糖水平相关，且在其他危险因素同时存在时，冠心病危险性增加更为明显。

（6）肥胖：除遗传因素外，高脂、高热量饮食及运动减少也是肥胖急剧增多的主要原因。常用体重指数（BMI）、腰围判断是否超重与肥胖，体重指数 = 体重（kg）/ 身高（m）^{2}，一般20~24为正常范围，腰围以女性 ≥ 80cm，男性 ≥ 85cm为超标。超重及肥胖是冠心病的主要潜在危险因素。

肥胖症已明确为冠心病的首要发生因素，甚至更为严重的是肥胖症可提高冠心病的死亡率。家族病史也是本病的重要诱因，近三分之一的患者有家族遗传因素，尤其是来自父母的直接遗传。同时饮酒，环境因素等也可以诱发冠心病。

（7）血脂异常：总胆固醇、低密度脂蛋白、甘油三酯升高，高密度脂蛋白降低，可使冠心病的风险增加。

51. 控制高血压能预防冠心病发生吗

　　高血压是冠心病主要的可控独立危险因素。研究显示，高血压患者患冠心病的危险是血压正常者的 2 ~ 5 倍，高血压长期未治疗的患者部分死于冠心病，且与血压升高的程度呈正相关。高血压与冠心病严重程度之间存在剂量—反应关系，即血压水平越高，心脏冠状动脉病变程度就越重，相应的冠心病的发生率也越高。根据我国相关的研究显示，收缩压每降低 9mmHg 和舒张压每降低 4mmHg，冠心病的发生率减少3%。因此，降低高血压患者的血压，使其达到目标水平，可降低冠心病的危险。对于抗高血压治疗，使血压控制平稳达标是关键。同时加强对冠心病的一级预防，包括改变生活方式及加强运动，积极控制高血压的发生和发展，能够有效预防冠心病的发生。

52. 血脂升高是引起冠心病的唯一原因吗

　　冠心病的发病与高脂血症有关，但不是唯一原因。

　　脂质代谢紊乱是冠心病最重要的发病因素。患者总胆固醇（TC）和低密度脂蛋白胆固醇（LDL-C）的高低决定着冠心病的发病风险。LDL-C 水平每升高 1%，则患此病的危险性增加 2% ~ 3%。甘油三酯（TG）是此病的独立预测因子，而且还同时伴有低高密度脂蛋白（HDL-C）和糖耐量异常，也是冠心病的主要诱发因素。但血脂升高并不是引起冠心病的唯一因素，年龄、高血压、糖尿病、肥胖症、家族病史等也是冠心病发病的重要因素。冠心病的发病年龄与性别的特征：40岁后冠心病发病率高于 40 岁以前，男性多于女性，但是在女性绝经期前发病率却是低于男性，女性绝经期后与男性发病率相等或略高。高血压也是冠心病的主要诱因，冠心病与高血压密切相关，特别是冠状动脉粥样硬化，更是冠心病的直接诱因。通过收缩期血压和舒张期血压预测冠心病也是非常准确的。

53. 血糖升高会引起冠心病吗

　　长期持续血糖升高也是冠心病的主要发病因素，对患者的致死率也是很高的。糖尿病患者一旦合并冠心病，病情的危重程度就明显增加了。尤其是长期持续的血糖升高，会引发心脏微小血管的变性、硬化，加速冠心病的形成。尤其是在出现心肌缺血或者梗死时，心脏收缩和舒张功能会严重下降，导致气喘、心悸、活动耐力下降，上楼或者上斜坡，甚至走平路也会出现气促、气喘。

二、冠心病的二级预防

54. 长期吃降脂药能预防冠心病发生吗

血脂代谢异常与动脉粥样硬化的发生与发展有着密切关系，而且对冠心病的急性发生起着重要作用。一系列大规模临床实验证明了降血脂治疗是冠心病预防的有效措施。对于无冠心病而血浆胆固醇升高者而言，这属于对一般人群进行冠心病一级预防，服用降脂药能降低冠心病危险因素的发生率。降脂药物除了调节血脂作用外，还能抑制血管平滑肌细胞的增殖，保持斑块的稳定及预防血管的再狭窄，改善血管内皮功能，拮抗炎性反应，改善血液流变学，防止血栓形成；并且能稳定易损心肌，减轻心肌肥厚及纤维化，改善心肌重塑，可明显降低冠心病的发病率、死亡率，提高患者的生存率和生活质量。

55. 平素不吃肉能预防冠心病吗

适当吃素的人其血液黏度较低，血液在血管中能够畅通无阻，不会因血管阻塞而导致心肌缺血、缺氧，引发冠心病。但长期吃素并不利于健康，而且也是导致冠心病的因素之一。这是因为，在素食中除了豆类食品含有丰富的蛋白质外，其他食物中蛋白质的含量均较少，而且营养价值也较低，不易被人体消化、吸收和利用。长期吃素可造成人体蛋白质、脂肪摄入不足及脂溶性维生素 A、维生素 D、维生素 E、维生素 K 和微量元素的缺乏，导致营养失衡，使机体的抵抗力明显降低，从而使人易患骨质疏松、骨折等。最重要的是，长期吃素的人体内还会缺乏维生素 B_{12}，这样就会造成动脉血管内壁增厚，导致血管硬化，而血管硬化又是冠心病发生的基础。

要预防冠心病应做到饮食合理，营养均衡。老年人的日常饮食宜清淡、营养丰富，避免长期素食、暴食、甜食、咸食等不良习惯；少吃或忌吃一些胆固醇和饱和脂肪酸含量高的食物；多吃粗粮、蔬菜、瓜果及一些有保护作用的食物，如豆制品、山药、木耳、香菇、海带、紫菜、鱼类、脱脂奶粉、酸牛奶、芹菜、茄子、韭菜、瘦猪肉等。

56. 哪些食物可以预防冠心病

（1）蔬菜类

1）菠菜：菠菜中含有叶酸，服用叶酸可以下降 25% 患心脏病的概率，菠菜食用时最好用火炒一炒，因为菠菜中含有大量的草酸，妨碍钙的吸收。

2）胡萝卜：胡萝卜含有丰富的胡萝卜素和多种营养素，可增加冠状动脉血流量，降低血脂，促进肾上腺素合成，能够预防冠心病。

3）海带：海带属于可溶性纤维，比一般蔬菜纤维更容易被大肠分解吸收运用，因此可以加速有害物质如胆固醇排出体外，防止血栓和血液黏性增加，预防动脉硬化。

4）茄子：茄子含有丰富的维生素，能够把肠内过多的胆固醇带出体外，限制人体吸收过多的胆固醇。因此对于预防冠心病来说，也是一个非常好的帮手。

5）洋葱：洋葱含有前列腺素 A 及洋葱精油，能够软化血管，降低血液黏稠度，降低胆固醇，改善动脉粥样硬化。

6）芹菜：芹菜主要含有挥发油，甘露醇等，具有降压、镇静、健胃、利尿等作用。

7）韭菜：韭菜含有丰富的纤维素，挥发性精油和含硫化合物，能够促进肠蠕动，减少胆固醇的吸收，具有降血脂的作用。

8）黑木耳：含有蛋白质，钙、磷、铁等微量元素，甘露聚糖、葡萄糖、木糖等糖类，及卵磷脂、麦角甾醇和维生素 C 等，有降低血清胆固醇的作用，能有效地防止动脉硬化和血管变脆，同时还可降低血压。

9）姜：含有一种树脂，具有明显的降血脂和血胆固醇的作用。可抑制肠道对胆固醇的吸收，从而使血胆固醇降低。

10）大蒜：大蒜具有明显的降血脂和预防动脉硬化的作用，并能有效防止血栓形成。经常食用大蒜，能够对心血管产生显著的保护作用。

（2）水果类

1）苹果：富含纤维物质，可为人体提供纤维素，降低心脏病发病率，还可以减肥。

2）香蕉：钾元素的含量很高，这对人的心脏和肌肉功能很有好处。

3）核桃：能保护心脏健康。在对心脏有益的食物中，核桃排在首位。

4）杏仁：含有不饱和脂肪酸，它的作用是维持对人体有益的高密度脂蛋白胆固醇含量，降低有害的低密度脂蛋白胆固醇含量，从而减少患心血管疾病的危险。

5）山楂：山楂是一种很好的具有降血压、降血脂作用的食品，有降低血液中胆固醇、扩张冠状动脉、增强心肌收缩力的作用。

（3）主食类

1）玉米：含有丰富的钙、镁、硒等物质以及卵磷脂、亚油酸、维生素 E，有降低血清胆固醇的作用。

2）燕麦：含有极丰富的亚油酸、维生素 E、皂苷素。有降低血浆胆固醇浓度的作用。

3）苦荞麦：苦荞麦含有一种特殊的类黄酮物质——芦丁，这种物质能维持血管壁的正常透性与脆性，软化血管，降血脂。

4）大豆：可降低血胆固醇，特别是与动脉粥样硬化形成有关的低密度脂蛋白降低明显。

57. 哪些中药有降血脂的作用

　　功效以降胆固醇为主的中药有：蒲黄、泽泻、人参、五加皮、灵芝、当归、沙棘、山楂、荷叶、薤白、陈皮、半夏、柴胡等。功效以降甘油三酯为主的中药有：大黄、绞股蓝、银杏叶、大蒜、姜黄、虎杖、首乌、茶叶、水蛭、桑寄生、女贞子、枸杞、马齿苋、决明子等。

58. 推荐几款降脂药膳配方

　　（1）首乌枸杞瘦肉汤

　　组成：制何首乌 30 ~ 60g，枸杞 10 ~ 20g，瘦肉 200g，生姜适量。

　　制法：将所有食材洗净放锅里，加清水 3 ~ 4 碗，隔水炖 1 ~ 2 小时即可。

　　（2）灵芝陈皮瘦肉汤

　　组成：制灵芝 20 ~ 30g，陈皮 5 ~ 10g，瘦肉 200g，生姜适量。

　　制法：将所有食材洗净放锅里，加清水 3 ~ 4 碗，隔水炖 1 ~ 2 小时即可。

　　（3）泽泻陈皮粥

　　组成：泽泻 15 ~ 30g，陈皮 5 ~ 10g，粳米 50 ~ 100g。

　　制法：将泽泻、陈皮煎汁去渣，入粳米共煮成稀粥。每日 1 ~ 2 次。

　　（4）银杏叶茶

　　制法：银杏叶 40g，将其洗净后放入锅内加水适量煎煮至 300ml，分次当茶饮，当日服完。

　　（5）山楂茶

　　组成：山楂 30 ~ 45g，粳米 100g。

　　制法：将山楂洗净后放入锅内加水适量煎煮至 300ml，分次当茶饮，当日服完。

59. 长期吃中药降血脂有害处吗

　　血脂是血中甘油三酯、胆固醇的合称。现代的中药药理研究表明，部分中药在调节胆固醇和甘油三酯的吸收、合成、转运、分解代谢等方面确有一定功效，例如大黄、决明子、何首乌等药物能促进肠蠕动，抑制血脂在肠道的吸收；姜黄、丹参、山楂、田七能直接抑制胆固醇内源性合成的作用，泽泻、柴胡、绿茶能促进血浆中胆固醇的运输和清除，阻止脂质在血管壁内的滞留和沉积。近年来还从中药红曲里面分离出可以媲美他汀类降脂药的成分，并用以制成中成药，疗效显著。但"是药三分毒"，不少调降血脂的中成药都具有一定的毒性，例如虎杖和何首乌的肝毒性、泽泻和大黄的肾毒性等，近年来都陆续有临床报道。这些毒性甚至给有些患者造成严重的后果，大都是因为患者道听途说而擅自服用所致。而且中药降脂并不是对每个人都起同样的作用，例如何首乌味甘涩微温，对于证属肝肾亏虚而又有痰瘀涩滞的患者比较合适，但对于证属中气不足、脾不升清所致的高脂血症患者则不太合适。又如绿茶虽然没有什么毒性，但性寒凉，对于脾胃虚弱、正气不足的患者不太适用，许多气虚型的老人长期饮用绿茶反而出现恶心、出汗、头晕乏力、便溏等脾胃受损的表现。因此临床上选用中药材降血脂，一定要在中医师的指导下结合个人证型使用方安全有效。

三、从控制血糖预防冠心病

60. 糖尿病会引起冠心病吗

糖尿病和冠心病关系十分密切，是冠心病的独立危险因子之一，我国的流行病学数据统计分析显示，30%以上的糖尿病患者都合并有冠心病，在2型糖尿病患者中这种相关性更为显著，达到40%以上。并且随着年纪的增加，发病率也会相应增高。临床病理研究表明糖尿病患者的冠状动脉损害的程度要比非糖尿病性冠心病患者的更为严重，不仅受累的冠脉多，而且多表现为弥漫性病变和微血管的病变。这种病理改变导致心肌纤维化（心肌功能退化）、心力衰竭的发生率显著升高，因此糖尿病合并冠心病患者的预后都比较差，其死亡率比起没有合并糖尿病的冠心病患者要高2~4倍，一旦出现心梗等并发症后5年的生存率低于 40%。一方面具体的发病机理与血脂代谢异常以及胰岛素抵抗（俗称胰岛素应用不良）导致低密度脂蛋白（一种不好的胆固醇）沉积在血管管壁，加促动脉粥样硬化进程并继而诱发不稳定斑块的形成以致血管管腔狭窄；血液黏稠度增高、大血管弹性下降、微血管内膜增厚等综合因素导致心肌供血明显不足。另一方面糖尿病患者往往容易合并高血压病，高血压病又是冠心病的另一个危险因子，流行病学表明高血压患者发生冠脉粥样硬化较血压正常者高出 3 ~ 4 倍，收缩压每升高 10mmHg，发生心肌梗死的风险可增加 31%，因为血压增高导致管壁压力增高，很可能诱发不稳定斑块的破裂导致冠脉狭窄加重甚至心梗的发生。

61. 哪些食物对糖尿病不利

糖尿病患者多有胰岛素抵抗、脂代谢异常等情况，并且容易合并高血压，因此食物中含糖过高或高血糖生成指数类食物、甘油三酯过高、高热量、含盐类过高的食物都不适合糖尿病患者。此外，酒精对于心血管有不利影响，糖尿病患者也不适宜饮酒。含单糖或双糖量过高的食物包括蜜饯、果脯、水果罐头、蜂蜜、麦芽糖、巧克力、冰激凌；高血糖生成指数类食物即进食后容易引起血糖升高的食物，常见的有糯米及糯米类食品如汤圆等［糯米的血糖生成指数（GI）值为 87］；含支链淀粉类高的食物如土豆、芋头以及包装速溶食品如芝麻糊、花生糊、核桃糊等；常见糕点如饼干、白面包、馒头等；常见蔬果如南瓜（GI 值 75）、胡萝卜（GI 值 71）、西瓜、菠萝等；高热量食物如花生、瓜子、香肠、松花蛋、压缩饼干等；含糖过高的饮料主要为碳酸类饮料，如可乐、雪碧等；酒精类饮料如啤酒、白酒、红酒等；含糖过高的水果有龙眼、荔枝、香蕉、甘蔗、葡萄、石榴、大枣；高甘油三酯及高反式脂肪酸类食物主要包括腌制的腊肉、腊肠、肥肉、火腿、猪油、动物内脏如猪肠、煎炸类食物如油条、烙饼、炸鸡、爆米花等；含盐类过高的食物有方便面、薯片（条）、饼干、话梅、陈皮、咸菜、咸蛋、盐焗类食品如花生、腰果等。

62. 哪些中药对预防糖尿病有利

目前药理研究表明，有降糖功效的中药材共计40多种，兹根据中药的特性，将常用的降糖类中药按照临床使用频率分列如下：

（1）补气类：黄芪、党参、白茯苓、山药、白术、鸡内金。其中民国时期京城四大名医之一施今墨先生治疗气虚型糖尿病喜用黄芪配伍山药这一药对（黄芪20g，山药10g），临床实践表明该药对于消除尿蛋白有一定的功效。糖尿病患者不妨常用此药对煲汤，是比较好的食疗方之一。

（2）滋阴类：麦冬、天花粉（栝楼根）、葛根、五味子、天冬、女贞子、玉竹、生地、熟地、黄精等。天花粉配伍生地黄是常用的滋阴药对之一，对阴虚口干者比较适合，两药的用量一般在30g左右。

（3）补肾类：山茱萸、枸杞子、菟丝子、牛膝、淫羊藿等。淫羊藿配伍枸杞子是常用的药对之一，用量各10g，对于糖尿病表现有腰酸乏力、小便清长、阳痿早泄等肾虚见证效果较佳。

（4）清热类：知母、黄连、黄芩、玄参、桑叶、地骨皮、鬼羽箭等。黄芩、黄连是常用的清除口干喜冷饮、头身烘热等糖尿病热象的药对之一，用量一般偏小，3～5g。鬼羽箭、地骨皮是另一去除糖尿病热象的药对，两药均入血分，对于舌红苔少脉细数等阴虚夹热者比较适合，用量20～30g。苍术配伍玄参又是另外一对治疗糖尿病的药对，比例是2∶1，有助于降血糖。

（5）行气活血类：丹参、赤芍等。葛根配伍丹参又是比较适合血瘀证型糖尿病患者的药对。尤适合糖尿病合并冠心病患者饮用。两药用量一般在20g左右。

63. 推荐几款有利于预防糖尿病的药膳配方

（1）枸杞子大枣蒸鸡：枸杞子30g，大枣5枚，去皮鸡肉200g，生姜少许。鸡肉洗净后用盐、生粉、生姜腌制片刻，后加入枸杞子、大枣隔水蒸10分钟即可食用。适用于初发糖尿病无并发症者。

（2）丹参三七炖乌鸡：丹参30g，三七10g，生姜三片，乌鸡200g

洗净后切成小块加清水 1000ml，水开后改为文火，放入丹参、三七同煮 1 小时即可饮用。适用于糖尿病并冠心病患者。

（3）芪丹通络饮：黄芪 30g，生地 30g，丹参 30g，葛根 15g。上述药材洗净，加水 500ml，煮开后文火煎 30 分钟即可饮用。适用于糖尿病合并肾脏病者。

（4）鸡血藤煲鸡蛋：鸡血藤 30g，桑寄生 30g，陈皮 5g，鸡蛋 1 个。上述药材洗净后放水（没过鸡蛋），煮开后文火煮 30 分钟即可食用。适用于糖尿病并周围神经病变，出现肢体麻木不仁者。

（5）黄芪枳壳煲猪横脷：黄芪 30g，枳壳 5g，猪横脷一条。猪横脷洗净后加水 1000ml，煮开后加入黄芪、枳壳后同煮 1 小时即可饮用。适用于糖尿病合并胃轻瘫，食后胸腹饱胀感明显者。

（6）肉苁蓉瘦肉炖砂仁：肉苁蓉 30g，砂仁 10g，瘦肉 200g。瘦肉洗净后切成小块，连同肉苁蓉及砂仁一起加水 2 碗，隔水蒸炖 2 小时即可饮用。

火麻仁茯苓粥：火麻仁 30g，白茯苓 30g，粳米 50 克。粳米洗净后放水 2000ml，煮开后放入火麻仁、白茯苓，文火熬煮 1 小时左右即可饮用。

以上两方适用于功能性大便秘结者。

（7）淫羊藿枸杞子煲泥鳅：淫羊藿 10g，枸杞子 10g，泥鳅 200g，瘦肉 100g，生姜三片。泥鳅洗净后用精盐腌制片刻，再用开水烫洗，烧锅下油略炒后放入清水 1000ml，烧开后放入上述药材及瘦肉，文火煮 1 小时后下盐调味即可。

巴戟淫羊藿煲羊肉：巴戟天 20g，淫羊藿 30g，陈皮 10g，羊肉 500g，生姜少许。羊肉洗净后切成小块，焯水备用。清水 2000ml，煮开后放入上述药材及羊肉、生姜，同煮 1 小时后下盐调味即可食用。

以上两方适用于合并阳痿者。

（8）黄芪生脉饮：黄芪 20g，党参 20g，五味子 10g，麦冬 10g，水 400ml 煎至 200ml，每天一次，代茶饮用。

玉屏风散：黄芪 20g，防风 10g，白术 10g，水 400ml 煎至 200ml，

每天一次，对恶风汗出者比较适合，恶寒甚者可加附子 10g 同煎。

以上两方适用于合并多汗症患者。

（9）三七炖海参：三七 10g，干海参 1 条约 10g，瘦肉 100g。海参用清水泡发后去掉内脏，清水 200ml，放入上述食材、药材，文火炖 2 小时下盐调味即可。

枸杞丹参煲鲍鱼：枸杞子 30g，丹参 30g，鲍鱼 1 个。枸杞、丹参洗净后用清水浸泡片刻备用。鲍鱼用刷子洗刷干净后用刀挑出贝肉，放入清水 500ml，烧开后放入枸杞、丹参同煮 1 小时左右即可饮用。

以上两方适用于合并视网膜病变者。

四、从控制情绪预防冠心病

64. 情绪急躁怎么排解

心理学家研究发现，个人的急躁情绪多由现实与期望值有冲突或不合理的沟通方式所导致，下面的几个方法可能对缓解自己的急躁情绪有帮助：

（1）转移注意力。每当我们心情紧张、怒不可遏之际，不妨转移一下自己的注意力，回避现场，这样对避免事态进一步发展，冲淡矛盾有帮助。

（2）学会用摆数据、列事实的方式去表达自己的意见。当你把那些使你感到不满的事情细节一一列出，或许你会惊奇地发现自己的情感评价超过了事实本身。养成用数据分析问题会使自己的观点更加中肯、客观，这也是改变自己急躁个性的一个方法。

（3）学会用微笑化解不良情绪。微笑是很奇妙的东西，科学家研究发现，微笑是最好的放松术，哪怕是最小的微笑动作也可使自己以及对方的紧张的心情得到缓和，因此每当到了发飙或急躁非常的时刻，我们不妨让自己微笑一下，僵局或许就此有了突破，当我们倍感困惑之际，微笑或许会让自己找到解决方法。当微笑成为一种习惯的时候，你会惊喜地发现，自己不仅能逐渐掌控自己的情绪，而且你的幽默感以及良好的人际关系会在不知不觉中形成并逐渐提升。

（4）学会倾听。倾听是接受他人，克服自我为中心的过程。倾听会让一个人学会接受、反省，认真倾听可获得他人的信任，提升一个人的沟通能力，从而建立良好的人际关系，这也是改造自己脾气，消除急躁情绪的最有效办法之一。

65. 中医药能缓解情绪急躁吗

传统中医认为，肝主情志的疏泄，急躁对肝的影响比较大，会导致肝经疏泄失常，引起头晕、头痛甚至中风等症状。因此治疗急躁情绪，多从肝经入手。《内经》有云，"肝苦急，急食甘以缓之"，选方用药、食疗保健上，多宗此原则，推荐以下食疗方：

（1）百合大枣煮鸡蛋：百合 30g，大枣 10 枚，鸡蛋一个，上述食材加水 1000ml（水没过鸡蛋），煮开后文火再煮 30 分钟即可饮用，可根据个人口味加糖或盐。百合味甘性平，具有宁心安神，清热平肝的功效，于焦虑病机颇为合拍，合鸡蛋、大枣等富含 B 族维生素的食物对缓解紧张情绪有一定帮助。

（2）甘麦大枣汤：甘草 5g，大枣 10g，浮小麦 30g，水 1000ml 煮至 500ml 代茶饮，每天一次。该方是《金匮要略》治疗脏躁病（情绪忧郁、躁烦不宁、哭笑无常等表现）的名方，临床实践表明，该方具有镇静、安神的功效，对缓解焦虑情绪具有一定的功效。

（3）桂枝甘草龙骨牡蛎汤：桂枝 10g，甘草 5g，白芍 10g，龙骨 30g，牡蛎 30g，将牡蛎与龙骨洗净后加水 1000ml，先煎 20 分钟，其后放入桂枝、甘草、白芍三药同煮 30 分钟后即可饮用。是方具有调节自主神经的功效，能调节睡眠，对于缓解急躁情绪有一定帮助。

66. 心情压抑怎样排解

现代医学心理学研究表明，心情压抑的人其冠心病、肿瘤的发病率是无心情压抑人群的 3～4 倍，心情压抑的冠心病患者中出现恶性心血管事件会比无心情压抑冠心病患者高 70%！可见心情压抑对于冠心病的影响真的是非常大。究其原因，可能与免疫 - 内分泌系统工作紊乱有关。心情压抑人群脑内 β- 内啡肽、多巴胺等物质（使人保持心情舒畅的物质）处于低水平状态，两物对脑干心血管中枢及相关协调反射区具有良性刺激作用，可使血管舒张、心泵有力，并促进侧支循环的建立和有助于血管内皮的损伤修复。若此物质处于低水平状态，心脏便长期处于紧张、压抑的工作状态之中，血管内皮舒缩功能紊乱导致冠脉痉挛甚至狭窄、闭塞，相应的侧支循环难以建立，时间一长，极容易导致心肌缺血，严重者会诱发心肌梗死、心律失常等恶性心血管事件发生。

排解方法有以下几个方面：

（1）多笑笑。心理学家研究发现，笑是心情压抑的最佳缓解方式之一，笑能释放压力，减轻沮丧感；笑可以刺激人体分泌多巴胺，使人产生欣快感。心情压抑的人应多与有幽默感的人接触，多看喜剧、漫画，多听相声。

（2）多听听音乐或哼哼自己喜欢的曲调、旋律。音乐是一种很神奇的东西，科学家们研究发现，无论是唱歌还是演奏乐器，人的情感都是比较舒缓的，因为音乐是人类最简单直接的情感表达方式，它有助升华自己内心的快乐，消除负面情绪，提升人体的免疫力。心情压抑的人士，不时哼哼自己喜欢的旋律或聆听一些旋律优美的歌曲，不仅有助于开发右脑，更重要的是可常使自己保持愉悦、宁静的心情，从而能开启自己的内心世界，找到自己所喜欢的事物。

（3）保持清爽、干净的形象。心理学家研究表明，自我形象干净、整洁、行动迅速的人，都是自信心较强的人的表现，在去除压抑困扰的过程之中，我们不妨也可以从外部着手做起，例如每天都照照镜子整理自己的仪态，穿上整洁不邋遢的衣服，清理自己的工作桌并放上柠檬、薄荷味的香囊，进行适当的有氧运动如慢跑等，都有助于改善自己忧郁的气质。

（4）适当进行有氧运动。在有氧运动例如慢跑、登山的过程之中，体内内啡肽等物质会释放，内啡肽被称为"快乐激素"或者"年轻激素"，它能让人感到欢愉和满足，甚至可以帮助人排遣压力和不快，这对于缓解压抑情绪很有帮助。研究表明，每次坚持中等强度的有氧运动30分钟以上，内啡肽即可有效释放。

（5）多与家人沟通。美国总统布什在"9·11"事件后一度心情低落，美国白宫的保健医生曾给布什开过一个健康秘方：话疗，每天与家人至少交流1个小时，包括共进晚餐或是午餐，每星期与家人交流15个小时以上。这一措施有效缓解了布什总统的压抑情绪，使其逐渐走出了阴影。心理学家研究发现，沟通是缓解人情绪紧张、心情压抑的最有效的办法之一。

（6）多外出活动、做自己喜欢做的事情。长期独处会造成巨大的社会心理压力，甚至有可能引起内分泌紊乱和免疫功能下降。澳大利亚研究人员发现，朋友圈广的人平均延寿7年。所以，心情压抑的人，尽量不要独处，这样只会形成恶性循环，要努力扩大生活圈子，多和老朋友聚聚，并试着主动向素未谋面的邻居问好。日常生活之中尽量做自己喜欢做的事情，因为"从吾所好，自得其乐"，做自己爱好做的事，走自己愿意走的路，人就有了自己追求的动力和精神寄托，这样生活就会变得有乐趣、有意义，许多不良情绪也会随之减轻甚至消失。

67. 中医是怎样排解心情压抑的

中医认为人体有近一半的疾病是由心理情绪所致，即中医所谓的"喜怒忧思悲恐惊"七情。七种情绪是人之常态的心理活动，是人对客观情况的不同反应，一般不会使人致病，但突然、强烈或持久的情志刺激过度后就会致病，如"喜伤心""怒伤肝""忧伤肺""思伤脾""悲伤心""恐伤肾""惊伤心"。七情超过了人体本身的正常生理活动范围，使人体生理功能紊乱，脏腑阴阳气血失调，就会导致疾病的发生。史书上记载了"伍子胥过昭关，一夜间须发全白"，"笑杀程咬金"的故事。现代社会工作生活节奏加快，具有缺乏运动、社会竞争激烈、人际关系复杂等特点。心理负担过重，精神压力大，如长期处于精神紧张和心情压抑等，容易使人五脏功能紊乱，气机升降失调，脾升胃降运化失常，气血运行不畅而瘀滞诱发疾病，特别是心脑血管疾病、消化和神经系统疾病和癌症。中医排解心情压抑的方法有：

（1）俗话云"心病还需心药医"，中医认为应该排解过度的异常七情，了解产生七情的原因，放下不良"喜怒忧思悲恐惊"的情绪，疏解释放出去，如采用和朋友聊天倾诉心声、放松散步或慢跑、短时外出旅游等方法。

（2）如果自己不能化解，可以咨询医生寻求帮助。如异常"七情"易致的肝气郁结也可通过服用疏肝解郁、调畅气机的逍遥丸来纾解，当然也可依据中医七情所属脏腑的功能予以相应的脏腑功能调节的导引、中药或针灸治疗。

（3）人有五脏六腑其功能状态通过经络传递产生七情变化，当经络出现障碍，七情变化传递障碍而产生疾病。通过与七情联系的五脏六腑对应的经络穴位可以按摩、针灸、导引等治疗来化解压抑的七情，如传统扶按"大椎穴"、按压"内关、足三里"、以手掌在躯体两侧摩擦胆经等方法。

五、从运动预防冠心病

68. 椅子是第一杀手？真的吗

当然椅子本身不会是杀手，但是对于久坐在它上面，五脏六腑经络等功能痿废，生理功能下降明显，极少运动的人来说，椅子可能就是杀手，如长时间沉溺网吧的少年猝死。中医认为"久坐伤肉"，也就是伤全身肌肉，伤及脾胃功能，因为脾主肌肉，久坐危害影响五脏六腑的功能，甚至致死。中医认为久坐对人体产生的影响有如下几个方面：

（1）久坐伤脾胃：久坐降低和减少胃的受纳和胃气下降、脾脏的运化及生化气血的能力。现代研究也证实久坐容易引起肠胃蠕动减慢，消化腺分泌消化液减少，出现食欲不振等症状，加重腹胀、便秘、消化不良等消化系统症状。

（2）久坐易致心脏病：脾主肌肉主统血，"久坐伤肉"首先就是伤及下肢肌肉，使得下肢肌肉萎缩，肌肉收缩功能减退，下肢血液回流的心脏能力下降，易导致下肢静脉血管内血流缓慢形成血栓，根据栓塞大小的不同和阻塞部位，可能导致出现下肢疼痛、水肿、呼吸困难、胸闷等症状，严重的可能造成肺脏和心脏受损，甚至心脏骤停。

（3）久坐可伤害脊柱：久坐时脊椎要保持正确位置而僵硬，而颈椎和腰椎是主要受力处，长时间的受力会造成肌肉受损，背部经络经气运行不畅表现为肌肉酸痛和酸胀，即"久坐伤肉"，也叫肌肉过劳损伤。如果长时间不注意坐姿，腰背气血瘀滞，严重的可造成髓核纤维环受压而破裂，髓核向前或后位移，椎间盘膨出或突出，进而压迫神经。

（4）久坐时，下焦小腹气滞湿热壅滞，易致男女生理感染：对男性而言，久坐有尿意时不及时排尿，直接压迫前列腺引起充血，使膀胱过度充盈，超过膀胱收缩能力时，会导致排尿无力，形成慢性前列腺炎，即中医所谓"癃闭证"。而久坐、常憋尿对于女性，由于身体结构原因，外阴局部长时间处于潮湿闷热的状态，会加快泌尿系统周围细菌的滋生和繁殖，女性比男性更容易患尿路感染，即中医所说的"淋证"。流行病学家、南卡罗来纳大学公众健康教授史蒂芬·布莱尔花费40年进行身体活动和健康研究得出：即使许多人经常锻炼身体，一周久坐超过23小时的人比那些每周坐不到11小时的人犯心脏病死亡风险高64%。

69. 哪些运动可预防冠心病的发生

冠心病是人们猝死主要因素之一，而冠心病最重要的危险因素有吸烟、高血脂、高血压和糖尿病等，久坐、不爱运动也是一种危险因素。这些危险因素是可以预防的，尤其久坐和不爱运动的原因。通过适度运动就可以预防冠心病的发生发展。冠心病就是中医的"胸痹心痛病"，中医学认为胸痹心痛病是气郁、痰浊、寒凝、血瘀、气血不足等体内病理变化致使心脏的血脉和经络痹阻而发病。是不是所有运动都对冠心病有好处呢？答案并不是，只有适度合理的运动才能对冠心病预防有益。中医认为慢运动能够调理五脏六腑的功能，舒畅全身气机，促进全身气血运行达到气血循环有序，人体阴阳消长平衡的和谐健康状态。如散步、慢跑、八段锦、五禽戏、太极拳、慢骑自行车、慢游泳等，这些运动属于低至中度的有氧运动，可改善心肌微循环，长期进行这类运动能提高机体的携氧功能，提高心肌供血供氧的能力，从而提高心肺功能。冠心病患者运动强度不宜过大，时间不宜过长，达到锻炼目的即可。可供参考的运动如下：

（1）散步：心主血脉，散步强化心脏调节血脉舒缩的作用。现代研究证实散步使心肌的肌纤维放松舒张和运动收缩交替进行，使心肌的微小血管开合交替运动，锻炼心肌耐缺氧能力，提高心肌耐力和增强心肌收缩力，全身血管扩张，具有降压、增强心泵输出血液的能力，达到预防此病的效果；当然，对于那些曾经患过心绞痛的患者，可以从每天两次 20 分钟逐渐增加到 1 个小时的散步时间，每天走 800 ~ 2000m，缓慢增加到 3000m，逐渐增加心脏供血和供氧能力，冠心病心绞痛发作就会减少甚至不发作。

（2）慢跑：慢跑可在能够完成散步运动要求时，逐步增加跑步速度，不管是室外慢跑还是跑步机原地慢跑都可以改善心功能和心脏耐力，不过这种慢跑运动要根据自身的情况来定，以心率控制在 100 次 / 分以下为好。

（3）传统八段锦和太极拳：这两类传统运动方式，动作柔和缓慢、动作优美舒展，能够疏通经络、排除瘀滞、调和气血、开胸宽心、调理气机，使得心脉舒畅，对于患有冠心病的人，这种运动方式有较好的防治作用。以上介绍几种锻炼身体可以预防冠心病的发生，冠心病患者可以根据自己的身体状况来选择一些适合自己的运动，以免给身体带来不良的后果，如有疑问时最好可以咨询一下专家的意见。

70. 冠心病患者怎么把握合适的运动量和运动时间

冠心病属于中医"胸痹心痛病"，全名称为冠状动脉粥样硬化性心脏病，是指供应心脏本身的冠状动脉管壁形成粥样斑块，使管腔狭窄、闭塞，而导致心肌缺血、功能障碍和 / 或器质性病变。冠心病患者运动强度不宜过大，时间不宜过长，具体运动量和运动时间的方案最好在医师指导下制订。中医主张以动静结合方式进行运动，达到增强心气推动血液能力和增强血脉舒缩搏血运行的能力，如选择散步、慢跑、慢速骑自行车、八段锦、五禽戏和太极拳等柔和、舒展、缓慢配合呼吸节律的低强度运动方式，促进全身循环加速，尤其开放微循环，疏通冠状动脉提高心肌血液供应，提高心肌功能；静养选择静坐、站桩和卧养，以呼吸运动增加膈肌上下运动，舒展气机，鼓荡全身气血循环，养气养血，达到养脉养心。一般情况下每周运动 3～5 次，即可达到锻炼目的，每次运动 30～40 分钟，包括准备运动 5～10 分钟。冠心病患者运动原则以运动后全身通畅，轻松，身体微微出汗，略感疲劳，休息后即刻消除为度，达到疏通冠状动脉、增加心肌供血供氧，提高心肌舒张收缩能力，改善心脏功能的目的。当然运动量不但应因人而异，考虑患有冠心病的病情轻重，还要考虑自身的运动目标。如果病情较轻可以考虑中度以上的运动，如快跑、快骑自行车、游泳、打球等方式，时间可以延长每次 60 分钟以上，病情偏重和体力较弱者应选择低强度运动方式。

六、从四季养生预防冠心病

71. 什么是四季养生

中医历来重视天人相应，人与天地相参，也就是说人要与天地自然之气融为一体，符合自然气候变化规律，人才能健康长寿。

随着春、夏、秋、冬，寒、热、温、凉的变化，人体的气血阴阳也会发生变化。

春季阳气始生，阴气多于表，阳气未充于表，血气内敛，所以有"困"的感觉。夏季阳气流溢，气血通达于表，毛孔开，津液充盈于表，汗大泄，阳气外泄，所以常有"昏昏欲睡"的感觉。而秋季阳气始收敛下沉，阴气始生，阳气渐趋于里，但充而不实，所以仍有"乏"的感觉。这就是"春困、秋乏、夏打盹"的原因。针对四季阴阳变化情况，中医制定了相应的养生方法，那就是"春夏养阳，秋冬养阴"。春季养生要顺应春天阳气生发的特点，注意保护阳气。首先是精神养生。要力戒暴怒，更忌情怀忧郁，要保持心胸开阔，乐观向上，保持心境恬静的好心态，才有利阳气升腾气化。饮食养生。春属木，与肝相应，"养肝之体用酸，舒肝之气用辛"。

夏季是阳气最盛的季节，夏季气候炎热，气温高，此时也是人体新陈代谢最旺盛的时候，人体只能通过排汗来散热，人体出汗过多就容易丢失津液且耗伤阳气，同时盐分损失也多，若心肌缺盐，心脏搏动就会出现失常。中医认为此时夏季养生宜多食酸味以固表，多食咸味以补心，以温和多液易消化食物为主，避免伤津耗气。

秋季气温由热转凉，且昼热晚凉，中医学认为秋季养生要顺应天时"早卧早起，与鸡俱兴"，早卧可以顺应阳气之收敛，早起可使肺气得以舒展、防止收敛太过。秋天气候干燥，燥邪最易犯肺，伤津耗液，根据中医"燥则润之"的养生原则，饮食应以养阴清热、润燥止渴、静心安神的食品为主。秋天气温由热转凉，还应适度"秋冻"，不要急于快速多添衣服，注重耐寒锻炼，以增强机体对天气变化的适应能力。

冬三月草木凋零、冰冻虫伏，是自然界万物闭藏的季节，人的阳气也要潜藏于内，冬季天寒地冻人体血液循环减慢。中医认为，此时寒邪强盛，易伤及人体阳气，因此，冬季养生要顺应体内阳气的潜藏，敛阳护阴，饮食重在滋补。中医认为，起居宜早睡晚起，让睡眠的时间长一点，最好是等到太阳出来以后再起床活动，且不要做剧烈运动。

72. 四季养生对冠心病的预防有什么好处

受自然四时之气影响，人体的气血阴阳会随之发生变化。中医制定了相应的养生方法，那就是"春夏养阳，秋冬养阴"。冠心病属于中医的胸痹心痛、真心痛、厥心痛范畴，中医学认为冠心病是虚实夹杂的本虚标实证。临床表现随个体不同而有很大差别，论治时视病情变化而定；急则治其标，缓则治其本，或标本同治，使心胸之阳舒展，血脉运行畅通。治本采用温阳益气、滋阴养血之法；治标则以祛寒、豁痰、活血等法。同时结合四时阴阳气血的变化特点，要始终注意顾护阳气，尤其在春夏易伤阳气两季；在秋冬易损阴液两季，要滋养阴血津液，当然要依据患者体质状况和病情特点，结合临床表现特征要辨虚实、明标本进行补虚或泻实，或标本兼顾，进行辩证分型治疗，才能取得良好的效果。

该病多为气血不足、阴阳亏虚、气虚血瘀、痰瘀阻络等引起。临床表现多见不足和虚损的症候。因此，结合四时季节阴阳变化特点中医药治疗时多用养阳滋阴、补益气血以治本。同时先消除诱发、加重的因素，祛除影响心脉舒畅的痰浊、寒邪、瘀血，方法以活血化瘀、温通心阳、豁痰通络、理气宽胸、化湿通络、清除痰热为主进行中药治疗。四时季节阴阳变化特点，中医提出"春夏养阳，秋冬养阴"，在饮食起居方面：早春饮食取温避凉，晚春饮食宜清补，食物由温补、辛甘逐渐转为清淡养阴之品；起居宜晚睡早起。夏季宜多食酸味，以固表，多食咸味以补心，以温和多液易消化食物为主，避免伤津耗气；起居宜晚睡早起。秋季饮食应以养阴清热、润燥止渴、静心安神的食品为主；起居宜早睡早起。冬季饮食重在滋补，起居宜早睡晚起。

73. 冠心病患者春季养生应注意哪些方面

春季（立春起至立夏止）是万物生长、万象更新的季节。早春饮食取温避凉，晚春饮食宜清补，食物由温补、辛甘逐渐转为清淡养阴之品；起居晚睡早起。具体如下：

（1）春季要养阳：春季阳气始生，阴气多于表，阳气未充于表，血气内敛，春季养生要顺应春天阳气生发的特点，注意保护阳气。精神上要力戒暴怒，更忌情怀忧郁，要保持心胸开阔，乐观向上，保持心境恬静的好心态。饮食上春属木与肝相应，"养肝之体用酸，舒肝之气用辛"。

（2）春季养肝为先：按中医观点，春季养阳即是养肝。在五行学说中，肝属木，与春相应，主升发，在春季萌发、生长。故冠心病的人更应注意在春季养阳。中医认为，春在人体主肝，而肝气自然旺于春季，春季阳气初生易伤，便易伤肝气。为适应季节气候的变化，保持人体健康，在饮食调理上应当注意养肝为先。

（3）春季饮食要均衡：早春饮食取温避凉，晚春饮食宜清补，食物由温补、辛甘逐渐转为清淡养阴之品；从饮食科学的观点来看，春季强调蛋白质、碳水化合物、维生素、矿物质要保持相对比例，防止饮食过量、暴饮暴食，避免引起肝功能障碍和胆汁分泌异常。

（4）春季适度食甜，少食酸：春为肝气当令，根据中医五行理论，肝属木，脾属土，木土相克，五味入五脏，如酸味入肝、甘味入脾、咸味入肾等，肝旺可伤及脾，影响脾的消化吸收功能，因此若多吃些酸味食物，会加强肝的功能，使本来就偏亢的肝气更旺，这样就能伤害脾胃之气。有鉴于此，在春季人们要少吃些酸味的食物，以防肝气过于旺盛。而甜味的食物入脾，能补益脾气。

（5）春季饮食要清淡：因冬季寒冷，多食膏粱厚味，到春季阳气初生，饮食转变为清温平淡，饮食宜温热，忌生冷。

74. 冠心病患者夏季养生应注意哪些方面

夏季气温高，湿度大，含氧量低，血液集于体表；而人体新陈代谢加快，氧气需求量增加，因此心脏、大脑血液供应减少；加之大量排汗，水分流失多，血液黏度上升，血液循环受阻，就容易诱发冠心病。

（1）夏季要护心护胸：夏季炎热，人们喜欢冷饮空调降温，对冠心患者来讲，温度变化使心脏首当其冲，易致冠状动脉痉挛诱发心绞痛，应注意护胸护心。夏季的衣着要透气吸汗，以丝麻棉织为优，不要为了保持身段而着紧身衣物，影响心脏血流而得不偿失。

（2）夏季要自然降温，不要依赖空调：空调已成为夏季降温的主要选择之一，过度降低室温抑制皮肤汗孔开放不利于身体自然散热，使得体内过多热量瘀滞加重心脏增强传导热量的血液循环的工作，违反中医顺应天时发越阳气，以散冬季余留体内陈寒之邪，最好的自然降温是坐卧通风阴凉处，手持扇子，"心静自然凉"。

（3）夏季要清淡凉爽膳食，不要过食冷饮：夏季炎热多汗丢失盐分较多，饮食宜多食酸味以固表，多食咸味以补心，以温和多液易消化食物为主，避免伤津耗气。但过食冷饮伤胃，影响吸收，贪凉更是冠心病发病的重要诱因。

（4）要适量活动，不要顶日冒暑：冠心病患者夏季锻炼要适量活动对防治有利，但要避免烈日。一般可在清晨或傍晚，树荫通风处，午间烈日盛暑要在清凉处静养，最好静心静养顺应夏季阳气以养心阳护心气。

75. 冠心病患者秋季养生应注意哪些方面

《内经》云："夫四时阴阳者，万物之根本也，所以圣人春夏养阳，秋冬养阴。"养生第一要诀是顺应四时，秋季养生就是收敛阳气顾护阴液。《内经》云："使志安宁，以缓秋刑。收敛神气，使秋气平。无外其志，使肺气清。此秋气之应，养收之道也。"秋季气温由热转凉，且昼热晚凉，中医学认为秋季养生要顺应天时"早卧早起，与鸡俱兴"，早卧可以顺应阳气之收敛，早起可使肺气得以舒展、防止收敛太过。

（1）忌悲：中医理论认为，肺属金，与秋气相应，肺主气司呼吸，在志为悲忧，悲伤容易伤肺，秋季树木凋零肃杀之气也易产生悲伤的情绪，极易引起冠状动脉供血不足诱发心脏发病。所以，秋天自我调养要做到内心宁静舒畅，切忌悲观伤感，尽量收敛神气、平和心态，以适应秋天容平之气。

（2）咽津润肺：秋天气候干燥，燥邪最易犯肺，伤津耗液，根据中医"燥则润之"的养生原则，饮食应以养阴清热、润燥止渴、静心安神的食品为主。秋季气候干燥，易出现口干、唇焦、干咳等症状，阴液不足，血液黏稠，影响血液循环，不利于冠脉供血，进补应滋养阴液，润燥养肺，活血护心。《饮膳正要》说："秋气燥，宜食麻以润其燥，禁寒饮。"咽津具体方法为：舌头在嘴里搅动，以刺激唾液的产生，然后分成3次咽下，并有意识地将其送入丹田。饮食可以多食百合粥、银耳粥、杏仁粥、莲子粥、坚果粥和芝麻糊等滋养之物。

（3）食辛酸：酸味能补肝气利于升发少阳之气，以助肺脏宣发肃降调理气机，辛味则帮助肺调达全身气机，秋天宜收不宜散，所以要尽量少吃葱、姜等辛辣食物，适当多吃酸味的果蔬。

（4）秋冻：秋天气温由热转凉，还应适度"秋冻"，不要急于多添衣服，注重耐寒锻炼，以增强肌体对天气变化的适应能力。秋天微寒的刺激，可提高大脑的兴奋性，使皮肤代谢加快，机体耐寒能力增强，更能适应即将来临的冬季。当然，秋冻也要适度且因人而异，老人和孩子则要注意保暖。

76. 冠心病患者冬季养生应注意哪些方面

冬三月草木凋零、冰冻虫伏，是自然界万物闭藏的季节，人的阳气也要潜藏于内，冬季天寒地冻人体血液循环减慢。中医认为，此时寒邪强盛，易伤及人体阳气。因此，冬季养生要顺应体内阳气的潜藏，敛阳护阴，饮食重在滋补。中医认为，起居宜早睡晚起，让睡眠的时间长一点，最好是等到太阳出来以后再起床活动，且不要做剧烈运动。

（1）生活起居注意事项：冬季是最冷的季节，患心脏和冠心病的人往往会病情加重，注意防寒保暖，要及时增添衣服，衣裤既要保暖性能好，又要柔软宽松，不宜穿得过紧，以利血液流畅；合理调节饮食起居，不酗酒、不吸烟，不过度劳累；冬季易抑郁诱发心脏病，保持良好的心境，情绪要愉快；注意观察病情变化，按时服用必要的药物，控制病情的发展，防患于未然，病情变化时及早就医。

（2）冬季饮食进补注意事项：冬季不可吃太过辛辣刺激的食品，过食辛辣可动火耗散体内阳气，食物产生过多热积聚引起血热血瘀。过食肥甘厚味，易导致饮食不化，聚湿生痰，易致血液黏稠循环不畅甚至已形成血栓，所以饮食宜清补、淡而有味、滋而不腻、清而不失营养。

（3）冬季精神注意"冬藏"，重点养心：冬季阳气潜藏，阴气盛极，万物活动趋向休止，以冬眠状态，养精蓄锐，为来春生机勃发作准备。《内经》云："冬时天地气闭，血气伏藏，人不可作劳汗出，发泄阳气。"因此，早睡晚起，保证充足的睡眠，日出而作，以待阳光，有利于阳气潜藏，阴精蓄积。

（4）冬季日常保健注意事项：冬至是阴阳二气的自然转化，在这个阴阳交接的时候，艾灸神阙穴是激发身体阳气上升的最佳时间。神阙穴是五脏六腑之本，为任脉、冲脉循行之地、元气归藏之根，为连接人体先天与后天之要穴。艾灸神阙穴可益气补阳，温肾健脾，祛风除湿，温阳救逆，温通经络，调和气血，对身体非常有好处，甚至会使人第二年都少生病。

在冬至前后四天，加上冬至这一天共九天中，可以通过用艾条灸神阙穴的方法养生。把艾条点着后以肚脐为中心，熏灼肚脐周围就可以了。注意不要烫到皮肤，有温热的感觉即可。每天一次，每次 15 ~ 20 分钟。

七、从戒烟、限酒预防冠心病

77. 吸烟对冠心病有哪些影响

很多人去心血管科看病，医生都会问你一句"抽不抽烟"，如果抽烟的话就会劝你戒烟。有些人就会问了："我是来看心脏病的又不是来看肺病，为什么让我戒烟？"今天就和大家简单聊一下吸烟对心脏的危害。人人都知道"吸烟有害健康"，通常人们只关注吸烟对肺的危害，殊不知吸烟同样是心脏的杀手，是冠心病的重要危险因素，吸烟可使冠心病的发病风险升高 20%。烟草中含有多种有害物质，其中仅与冠心病发生有关的化学物质有 10 余种，主要是尼古丁和一氧化碳，这些物质可从血液学、神经体液、代谢、血流动力学、分子遗传及生化等多个方面对心血管系统造成危害：如影响血脂代谢，使有益的高密度脂蛋白胆固醇降低，对能维护动脉壁正常功能的内皮细胞有损害作用（完整的内皮细胞具有维护血管内壁的光洁度，防止动脉粥样斑块形成，调节血管舒缩等功能），使心率与心输出量增加，还可促使血管收缩而使血压升高，这些均使心脏负担增加，使血小板聚集率增加，以及血液中纤维蛋白酶原增加，导致血液黏滞性增加。以上种种改变均可促使、加速冠状动脉或脑动脉的粥样硬化形成。另外，大量吸烟还可导致冠状动脉痉挛，促使或加重心肌缺血的发生，已患冠心病者如继续吸烟可使病情加速发展，易发生心肌梗死。

78. 喝酒对冠心病有害处吗

俗话说"烟酒不分家"，上一节谈了烟与冠心病的关系，现在再聊聊酒与冠心病。可能我们对酒的感情比对烟更加深厚，历史上也留下了更多关于酒的美丽故事，刘伶醉酒、李白斗酒诗百篇等。如果说吸烟百害而无一利，那酒则是让人又爱又恨。有人说冠心病不能喝酒，有的说喝酒可以降低心梗的风险，那到底应不应该喝酒呢？这里给大家简单介绍一下饮酒的大危害：

（1）大量饮酒增加高脂血症风险：过量饮酒影响脂肪代谢。乙醇减慢脂肪酸氧化，可能有利于膳食脂质的储存，使肝脏脂肪合成增多，导致血清中甘油三酯含量增高，发生甘油三酯血症的可能性增大。

（2）大量饮酒降低脂质代谢效率，促进动脉粥样硬化指数：高浓度酒精在促进体内甘油三酯合成的同时，因其多从肝脏代谢，从而降低机体清除脂类的能力，加重冠状动脉的粥样硬化，增加冠心病的患病风险。

（3）大量饮酒可兴奋神经，加快心率，加重心脏负担。大量饮酒后的酒精入血，从而会使人的中枢神经系统过度兴奋，交感兴奋增加心率，心率的加快会加快心肌耗氧，从而使本来心肌供血就差的冠脉系统雪上加霜，甚至不堪重负——导致冠心病发作，甚至发生心肌梗死；或使心功能不全的患者心衰加重或者发作。

（4）大量饮酒可对消化系统如肝脏、食管产生影响，还会影响到中枢神经系统，多脏器功能受损后必将波及心血管系统。

虽然大量饮酒对身体不好，但适量饮酒可升高 HDL 及载脂蛋白（Apo）A1 并降低纤维蛋白原浓度，另外还可抑制血小板聚集。以上都与延缓动脉硬化发展、降低心脑血管死亡率有关。一份《新英格兰医学杂志》报告指出，男人每周至少喝 3～4 次啤酒、红酒或烈性酒，可以降低心肌梗死的发病风险。建议男性每日饮酒的酒精量应少于 20～30g（约合 40 度白酒 1 两），女性则应少于 10～15g（约合 40 度白酒半两）。

79. 哪些中药浸泡药酒可预防冠心病

随着生活水平的提高，冠心病的发病率也逐年升高，冠心病的防治工作刻不容缓。经过两千多年的临床积累，加上现代药理学研究，中医药在防治冠心病领域越来越重要。药酒作为一种简单实用的治疗方法被越来越多的人接受，根据不同证型可选用相应的药物进行炮制：

（1）肝肾亏虚

配料：熟地黄 30g，山药 30g，当归 50g，龙眼肉 50g，檀香 5g，枸杞 10g，丹参 20g，白酒 5000ml。

用法：每日 1 次，每次 10～15ml，睡前饮用。

功效：滋肾益精。

（2）气滞血瘀

配料：灵芝 30g，丹参 10g，三七 10g，檀香 5g，红花 9g，川芎 10g，白酒 5000ml。

用法：每日 1 次，每次 10～15ml。

功效：理气宽胸，活血化瘀。

（3）痰瘀内阻

配料：瓜蒌皮 50g，山楂 50g，丹参 50g，川芎 20g，泽泻 10g，米酒 1000ml。

用法：每日 3 次，每次 10～15ml。

功效：消食化痰，活血化瘀。

八、从药物预防冠心病

80. 长期服用阿司匹林能预防冠心病吗

冠心病高危人群（如患高脂血症、吸烟、糖尿病等）以及心绞痛、心肌梗死者的血小板功能往往异常，主要表现为血小板黏附性和聚集性增强。血小板能产生一种名为血栓烷 A2（TXA2）的物质，它能促血小板聚集和血管收缩，进一步导致冠状动脉管腔闭塞。阿司匹林是一种解热镇痛抗炎药，它之所以能防治冠心病，主要是通过抑制血小板的前列腺素环氧酶从而防止 TXA2 的生成而发挥作用。同时阿司匹林还可降低血液黏稠度，使冠状动脉阻力减小，使血流更为通畅。阿司匹林在冠心病预防中起着重要作用，长期服用阿司匹林可降低心肌梗死的死亡率和再次出现梗死的危险性。与其他治疗心绞痛的药物合用，对于心绞痛，尤其是不稳定型心绞痛有明显缓解作用，并可降低 20% 的发生风险。

81. 哪些中成药可预防冠心病发生

预防冠心病的中成药品种繁多，大多是由行之有效的方剂或中药提取物制成，主要成分多为活血化瘀类药物，临床使用时应遵循辨证论治的原则选取。常用的中成药有：复方丹参滴丸、速效救心丸、麝香保心丸等。

（1）复方丹参滴丸

成分：丹参、三七、冰片。

功效：活血化瘀，理气止痛。

适应证：用于冠心病引起的心绞痛及心神不宁。

（2）速效救心丸

成分：川芎、冰片。

功效：行气活血，祛瘀止痛，增加冠脉血流量，缓解心绞痛。

适应证：气滞血瘀型冠心病，心绞痛。

（3）麝香保心丸

成分：蟾酥、人参提取物、麝香、苏合香、牛黄、肉桂、冰片。

功效：芳香温通，益气强心。

适应证：用于心肌缺血引起的心绞痛，胸闷及心肌梗死。

冠心病的康复

一、冠心病康复的目标

82. 什么是康复

　　康复是通过综合、协调地应用各种措施，消除或减轻病伤残者的身心、社会功能障碍，达到和保持生理、感官、智力、精神和 / 或社会功能上的最佳水平，从而使病伤残者能重返社会，提高其生存质量。简单来说，康复就是指应用各种有用的措施以减轻疾病的影响和使患者重返社会。

　　冠心病的康复是综合性心血管病管理的医疗模式，不是单纯的运动治疗，而是包括运动治疗在内的心理—生物—社会综合医疗保健。是指综合采用主动积极的身体、心理、行为和社会活动的训练与再训练，帮助患者缓解症状，改善心血管功能，在生理、心理、社会、职业和娱乐等方面达到理想状态，提高生活质量。同时强调积极干预冠心病危险因素，阻止或延缓疾病的发展过程，减轻残疾和减少再次发作的危险。冠心病康复涵盖心肌梗死、心绞痛、隐性冠心病、冠状动脉分流术（CABG）后和冠状动脉腔内成型术（PTCA）后等。冠心病康复治疗措施会影响其周围人群对冠心病风险因素的认识，从而有利于尚未患冠心病的人改变不良的生活方式，达到预防冠心病的目的。所以冠心病康复的措施可扩展到尚未发病的人群。冠心病康复的具体内容包括：

（1）生活方式的改变：主要包括指导患者戒烟、合理饮食、科学的运动以及睡眠管理。

（2）双心健康：注重患者心脏功能康复和心理健康的恢复。

（3）循证用药：冠心病的康复必须建立在药物治疗的基础上，因此根据指南循证规范用药是心脏康复的重要组成部分。

（4）生活质量的评估与改善：生活质量评估与改善也是心脏康复的组成部分。冠心病康复的同时提高患者生活质量，使患者尽可能地恢复到正常或者接近正常的生活质量水平。

（5）职业康复：冠心病康复的最终目标是使患者回归家庭、回归社会。患者病后能不能回归社会，继续从事他以前的工作或病后力所能及的工作，是我们必须解决的问题。

83. 冠心病康复有哪些好处

随着我国居民生活质量的提高，冠心病的发病率和死亡率逐年上升。20世纪80年代以来发展的以运动为核心的心脏康复综合疗法，作为防治冠心病的重要手段已经得到各界的广泛共识。通过上述冠心病康复的定义不难看出，冠心病康复对于缓解心绞痛等临床症状，改善心血管功能，调节患者心理状态都有着积极的影响，帮助患者恢复生活自理能力，使患者更容易适应社会生活，提高其生活质量。通过冠心病康复治疗，还可以积极干预冠心病危险因素（如高血压、糖尿病、吸烟、肥胖、血脂异常、饮食习惯等），阻止或者延缓疾病的发展过程，减轻症状和减少再次发作的危险，对患者远期生存也有着重大的意义。心脏康复的益处已有大量循证医学证据支持。20世纪80年代的随机对照试验证明，心脏康复能够降低心肌梗死后患者全因死亡率8%～37%和心血管死亡率7%～38%。另有大量研究证实，稳定型心绞痛、冠状动脉旁路移植术（CABG）、经皮冠状动脉介入治疗（PCI）、各种原因导致的慢性心力衰竭、心脏瓣膜置换或修复术后以及心脏移植术后患者从心脏康复项目中获益。大量研究还显示，心脏康复能够延缓动脉粥样硬化发展进程。降低急性缺血性冠状动脉事件的发生率和住院率，接受心脏康复的急性心肌梗死（AMI）患者1年内猝死风险降低45%。最近美国一项对60万例老年住院的冠心病患者[急性冠状动脉综合征（ACS）、PCI或CABG]5年随访的研究发现，心脏康复组患者5年病死率较非心脏康复组患者减少21%～34%，并且不论康复次数的多少均可获益，其中高康复次数（25次以上）组降低34%，低康复次数（1～24次）组降低21%，效果与心血管病预防用药（如他汀类药物或β受体阻滞剂）相当，而费用显著低于预防用药。

84. 冠心病康复的目标是什么

国际上，一般将冠心病的康复治疗分为三期：住院康复期、出院后康复期、稳定性冠心病康复期。

一期（住院康复期）：指急性心肌梗死或者急性冠脉综合征住院期间的康复，包括PCI术后的早期康复。此期间康复的目标主要在于降低患者住院期间卧床休息带来的不良影响，使患者理解冠心病的危险因素及注意事项，在心理上适应疾病的发作和处理生活中的相关问题。从运动量来说，要求患者按正常节奏连续行走200m或者上下一层楼而无症状及体征。

二期（出院后康复期）：指患者出院后至病情稳定为止期间的康复，此期间康复的目标在于防止心脏功能衰退，逐步恢复患者日常生活能力，包括轻度家务劳动、娱乐活动等，同时获得心理上的恢复，克服"重病"或者"残疾"的心态。

三期（稳定性冠心病康复期）：指病情处于较长时间稳定状态的冠心病患者如稳定型心绞痛患者，或者二期康复结束的患者的康复。此期间康复的目标在于加强二期康复治疗的成果，在安全的前提下，制定一个强化的、高水平的个体化康复运动训练计划，使心脏功能发挥最大的潜力。进一步改善患者的心理状态及生活方式，控制危险因素，保持良好的生活方式，最大限度提高患者生活质量，积极参与社会生活各方面。

85. 哪些冠心病患者适合康复治疗

　　冠心病的康复治疗应贯穿在整个病程及生活方式的干预，因此，所有冠心病患者均应接受冠心病的康复治疗，通过病情的差异性及病程进展的不同时期选择个体化的康复治疗，对于预防病情的加重、缓解症状、改善预后，提高患者生活质量均有积极的意义。冠心病康复适应证：一期患者生命体征稳定，无明显心绞痛，安静心率 < 110 次 /min，无心衰、严重心律失常和心源性休克，血压基本正常，体温正常。二期患者生命体征稳定，运动能力达到 3 代谢当量（METs）以上，家庭活动时无显著症状和体征。三期临床病情稳定者，包括：陈旧性心肌梗死，稳定型劳力性心绞痛，隐性冠心病，冠状动脉分流术和腔内成型术后，心脏移植术后；安装起搏器后。过去被列为禁忌证的一些情况如病情稳定的心功能减退、室壁瘤等现正在被逐步列入适应证的范畴。冠心病康复禁忌证：凡是康复训练过程中可诱发临床病情恶化的情况都列为禁忌证，包括原发病临床病情不稳定或合并新临床病症。稳定与不稳定是相对概念，与康复医疗人员的技术水平、训练监护条件、治疗方案理念都有关系。例如此外患者不理解或不合作康复治疗者不宜进行康复治疗。

二、冠心病的中医药康复

86. 冠心病康复的常见方法有哪些

　　（1）饮食康复：饮食康复包括控制饮食、健康饮食、食疗养生等。根据患者基础病，实行控制饮食、健康饮食，如高血压病实行低盐低脂饮食，糖尿病实行低糖甚至无糖饮食，高脂血症实行低脂低胆固醇饮食等，有助于控制基础病，减少冠心病危险因素，从而实行冠心病康复及预防再发加重风险。

　　（2）运动康复：通过适量的、定向或者有针对性的机体运动来帮助恢复心脏功能，回复发病前生活方式及状态。详细方法可见后面运动康复章节。

（3）中医药康复：通过中医药方法如中药、针灸按摩、导引气功等方式，帮助冠心病患者改善生活质量，促进病情好转，心脏功能恢复，生活方式改善，减少发病因素。

（4）行为方式干预：从生活上指导患者戒掉以往不健康的生活习惯，包括指导患者戒烟酒、合理饮食，科学运动以及睡眠管理等，倡导健康的生活习惯，减少冠心病危险因素，有助于心脏的康复，也有助于避免疾病复发。

（5）心理康复：除了心脏功能、生活能力上的康复，冠心病患者的康复还应该包括心理康复。部分患者发病后会出现焦虑及恐惧情绪，觉得自己拖累家人，产生社会无用感，严重的焦虑情绪甚至会引起自杀倾向。心理康复就是要改变患者发病后出现的焦虑与恐惧，通过心理评估，如专业性的焦虑抑郁量表评估患者心理情况，及时做出心理疏导，引导患者得到心理上康复。

（6）职业康复：冠心病康复的最终目标是使患者回归家庭、回归社会。患者病后能不能回归社会，继续从事他以前的工作或病后力所能及的工作是必须解决的问题。在运动康复的基础上，患者得到基本的活动能力与肌力恢复后，再针对患者既往从事的职业特点，有针对性地进行职业能力培养，使患者能更好地重返工作。

87. 常用的冠心病康复方法

一期康复（住院康复期）：根据患者病情、自身状态的不同，以循序渐进为原则，逐步增加患者可以耐受的日常活动量。常见方法有：

（1）床上肢体活动：从远端肢体的小关节活动开始，活动时呼吸自然平稳，若没有任何症状，逐渐增加活动量，自己进食，垂腿于床边，吃饭、洗脸、刷牙、穿衣等日常生活活动可早期进行。

（2）坐位训练：是重要的康复起始点，应从病情稳定后第一天开始，开始坐起时可有依托，如被子、枕头放在背后，将床头抬高等。在依托坐位适应之后，患者可逐步过渡到无依托坐位。

（3）步行训练：病情稳定后，可先进行床边站立，克服体位性低血压，在床边站立无不适后，可逐渐开始床边步行，如床边步行出现不适，则可及时上床休息，如床边步行无不适，则可在病房内行走，再到走廊里。

（4）排便训练：患者大便务必保持通畅，如果出现便秘，应该使用通便剂辅助通便，排便方式也应由卧位排便逐渐改为坐位排便，可减轻患者心脏负荷及能量消耗。

（5）上下楼活动训练：活动是保证患者出院后在家庭活动安全的重要环节。该环节应根据患者自身情况选择适当的运动量，一般每上一级台阶可以稍作休息，以保持呼吸平稳，避免不适症状。

（6）心理康复：患者急性发病后，一般会出现焦虑和恐惧感。该时期，医护人员可对患者进行医学常识教育，使其了解冠心病的发病特点、注意事项等，患者家属可床边陪护，通过家庭关怀缓解患者紧张焦虑情绪。

二期康复（出院后康复期）：在住院期康复治疗的基础上，逐步增加活动内容、延长活动时间，增加活动频率等。常见的方式有室内外散步、做体操、普通家务劳动等。具体可参考以下方案：

表 3-1　康复期活动方案

活动内容	第一周	第二周	第三周	第四周
散步	15min	20min	30min	30min×2次
家务劳动	5min	10min	10min×2次	10min×3次
做体操	学习阶段	每日1次	每日2次	每日3次
上下楼梯训练	1层	2层	3层	3层×2次

三期康复（稳定性冠心病康复期）：该期的康复在二期的基础上继续加强运动量，改善并提高体力活动能力、心血管功能，恢复发病前的生活和工作。常用方法包括有氧运动、力量锻炼、控制危险因素等，具体方式可根据患者个人兴趣爱好进行相应的选择，如慢跑、登山、游

泳、太极拳、乒乓球、骑自行车等，但应注意合适的运动量，应在运动时稍出汗，轻度呼吸加快但不影响对话，早晨起床时感觉舒适，无持续疲劳感和其他不适感，通过长期的有氧锻炼，可以促进侧支循环的建立和心肌收缩力的提高，改善预后。另外，通过控制危险因素，改变生活方式，戒烟酒、控制血糖、血压、血脂等，倡导健康饮食及运动方式，改善患者的精神状态，增强自信心，提高患者的生活质量，使患者在生理、心理、社会、职业和娱乐方面达到理想状态。

88. 中医药对冠心病康复有哪些好处

冠心病康复主要包括饮食指导（脂肪摄取、体重控制）、行为干预（戒烟、心理支持）、有氧运动肌力训练等。冠心病康复中医药研究起步晚，但已成为冠心病康复的重要手段。中医学认为，冠心病的康复治疗，根本目的在于恢复心主血脉的功能。中医对冠心病的康复原则有四，分述如下：①调神为先，形神俱养；②扶正固本，养气保精；③天人相应，起居有常；④动静结合，中合为度。

中医康复手段多样，既可以通过中药治疗也可以运用针灸、拔罐、气功、刮痧等方法，且简单易行。中医综合康复治疗，可有效激发人体的正常生理调节能力、充分调动靶器官的免疫代偿作用。诸法合用，最终可有效遏制心绞痛的发生、发作，延缓冠状动脉的继续狭窄，避免急性心肌梗死或猝死的发生。

89. 冠心病的中医药康复有哪些方法

（1）针灸：针灸具有调和阴阳，扶正祛邪，疏通经络的作用。气血运行不畅是产生疼痛的主要原因，"不通则痛"而针灸能"住痛移疼"。临床上辨证取穴，给予针刺补泻从而用于本病的康复。具体方法为：

毫针取穴（心俞、神门、内关、足三里、膻中等），每日 1 次，10 次为 1 个疗程。

耳针可用中药王不留行贴穴治疗，取心、脾、肾、神门、肾上腺等穴。

穴位注射复方丹参注射液，对本病有辅助治疗作用，可减轻心痹疼痛。

（2）太极拳：可以促进血液循环，降低心肌耗氧量，减轻心脏负担，改善心肌供血，提高心排血分数。运动时以呼吸协调作用，气沉丹田，激发内气营养全身，将意、气、形结合成一体，达到内外合一，使人体的精神、气、血、脏腑、筋骨均得到濡养和锻炼，达到阴阳平衡。

（3）气功：选放松功，有顺序、有节律地放松周身肌肉，同时使注意力逐渐集中，凝神聚气，协调脏腑，疏通经络从而获得防病治病的作用。练功时，姿势端正，呼吸自然。其要领为"头正顶悬，沉肩垂肘，含胸拔背，松腰舒腹"。

（4）按摩：治疗时应选择患者舒适而不影响手法操作的体位。治疗时间最好是上午及午后，每次治疗时间应根据病情轻重、体质强弱。通过按摩刺激经络、穴位，达到疏通经络，调节心、肝、肺等行气摄血的功能。按揉心俞、膈俞等，使冠脉血流量得到改善。

（5）刮痧：刮痧是以中医经络腧穴理论为指导，通过特制的刮痧器具和相应的手法，蘸取一定的介质，在体表进行反复刮动、摩擦，使皮肤局部出现红色粟粒状，或暗红色出血点等"出痧"变化，从而达到活血透痧的作用。因其简、便、廉、效的特点，临床应用广泛，适合医疗及家庭保健。

冠心病应取类心俞（在心俞上下左右找压痛点或条索状反应物即是，其范围大致在两侧肺俞与膈俞组成的四边形内）。

1）痰浊阻胸型加中脘、天枢、足三里、丰隆、脾俞、胃俞。

2）暑湿热闭胸型加阴陵泉、脾俞、大椎、委中、曲泽。

3）寒阻胸阳型加大椎、膻中、巨阙，刮痧后加灸。

4）肝郁气滞型加行间、太冲、期门。

5）邪火扰心型加行间、太冲、前臂心经及心包经循行部位。

90. 中药不能长期坚持服药怎么办

中药汤剂吸收快，疗效快，而且便于加减使用，能较全面地照顾到每一个患者或各种病证的特殊性，但每次煎药都要耗费很长时间，成为限制中医药使用的一个重要原因。经辨证论治，选择最合适的方药，将其做成不同剂型，如散剂、丸剂、片剂等，方便服用。

（1）散剂：是将药物研碎，成为均匀混合的干燥粉末，有内服与外用两种。内服散剂末细量少者，可直接冲服；亦有粗末，临用时加水煮沸取汁服的。散剂有制作简便，便于服用携带，吸收较快，节省药材，不易变质等优点。

（2）丸剂：是将药物研成细末，以蜂蜜、水或米糊、面糊、酒、醋、药汁等作为赋型剂制成的圆形固体剂型。丸剂吸收缓慢，药力持久，而且体积小，服用、携带、贮存都比较方便。临床常用的丸剂有蜜丸、水丸、糊丸、浓缩丸等数种。

（3）片剂：将中药加工或提炼后与辅料混合，压制成圆片状剂型。片剂用量准确，体积小。味道很苦的、具恶臭的药物经压片后再包糖衣，使之易于吞服。

（4）膏剂：将药物煎煮取汁浓缩成半固体叫膏剂。有内服及外用两种，内服的如雪梨膏等。

（5）酒剂：俗称药酒。是将药物浸泡入酒中，经过一时间后，去渣取汁供内服或外用。

91. 哪些中药可促进冠心病康复

冠心病发生的基本病机为"阳微阴弦"，即冠心病发生于人体正气不足，与痰浊、瘀血等密切相关。能够促进冠心病康复的中药主要为活血化瘀、温通心阳、行气化痰类药物。活血化瘀药多有扩张冠脉、抑制血小板聚集、降低血黏度、抗血栓形成、抗凝血及抗心律失常的作用，同时还具有扩张血管、改善微循环、增加冠状动脉血流量、降低心肌耗氧量、增加心输出量等作用，常用的中药有三七、丹参、川芎、红花、水蛭等。温通心阳类药物主要用于心阳亏虚患者，患者多表现有畏寒怯冷等阳虚症状，常用药物有桂枝、薤白、附子、肉桂等。现代药理学研究证实祛痰药有扩张冠脉、降低胆固醇、调节微循环的作用；理气药多有抗凝、抗血栓作用，还有强心作用。常用的行气药有陈皮、香附、枳实、枳壳、郁金等，祛痰药有化橘红、法半夏等。

三、冠心病的饮食康复

92. 什么是冠心病患者的合理饮食

民以食为天，自古以来，人们都很注重饮食。合理的饮食有益于人们的身体健康，不仅可以在一定程度上预防冠心病的发生，而且可以控制冠心病的发展，改善冠心病患者的症状及促进患者的健康。对于冠心病患者，怎样在日常饮食中更好地保护自己的心脏呢？基本原则就是做到合理健康饮食。冠心病健康合理饮食主要包括均衡饮食和减少进食影响心脏健康的食物。

93. 合理饮食的基本要求

（1）食不厌杂：合理饮食是指合理的饮食结构，适量地进食五谷类、蔬菜、水果、肉类和奶类。均衡饮食主要注意以下几点：

1）多进食蔬菜、水果、粗粮类食品。我们都知道，蔬菜和水果含有丰富的维生素、矿物质、抗氧化物及纤维素。可多选择不同颜色和种类的蔬菜、水果及粗粮以增加食欲。例如：芹菜、西蓝花、橙、苹果等。

2）选择低脂肪的肉类、眉豆类及多进食鱼类。肉类及眉豆类，宜选购低脂肪的瘦肉、去皮及去肥的家禽、不经油炸的眉豆和豆类制品。鱼类方面可多进食，特别是海鱼。

3）注意食物的烹调方法。应多采用低脂肪的烹调方法如蒸、炆、白灼、焗等。如用炒的烹调方法时，可以使用不粘锅或用少油快炒的方法，以减少用油量。尽量采用植物油如花生油，不宜用含较高饱和脂肪的猪油、牛油、椰油等。

（2）趋利避害：尽量影响心脏健康的食物包括含高饱和脂肪、反式脂肪、高胆固醇和高盐分的食物，大量进食会增加损害心脏的机会。为此我们要注意：

1）少进食含高饱和脂肪的食物：动物类如肥肉、午餐肉、鸡皮、奶油等。植物类如棕榈油、椰子油、椰奶等。

2）少进食含反式脂肪酸的食物：大多数反式脂肪酸是经氢化的植物油，不少食物会用反式脂肪酸来制造，以达更可口的效果，例如炸薯条、曲奇饼、甜甜圈等。减少摄取反式脂肪酸的要诀包括：减少进食油炸食物；阅读食品包装的营养标签，选择含较低脂肪及反式脂肪酸的食品。

3）少进食含高胆固醇的食物：高胆固醇的食物会增加血液中"坏胆固醇"的水平，以下食物含胆固醇比较高：内脏如猪肠、猪肝、牛肚等；海产类如鱿鱼、虾膏、蟹膏等；蛋类如鸡蛋黄和咸蛋黄等。虽然鸡蛋黄含较高胆固醇，但也含有丰富的营养，所以并不是一点也不吃。举个例子：假如该天已经食用了一只鸡蛋，可以尽量避免当天再进食其他含高胆固醇的食物，而非完全不吃蛋黄。挑选肉类方面，需选用瘦肉，以及植物类食物如豆制品作为蛋白质的主要来源。

4）少进食含高盐分食物：低盐饮食能够明显减轻心脏负担，降低心脑血管危险事件的发生，因此冠心病患者平时注意低盐烹饪。此外，在日常饮食中应多吃新鲜食物，避免腌制或加工食物，如榨菜、腊肉和午餐肉等。

5）少进食含高糖分食物及饮品：糖分是热量的来源，过量进食再加上运动量不足，容易导致肥胖，这样也会加重冠心病患者的病情。为了避免体重增加，应减少进食加入大量糖分的食物及饮品，如蛋糕、纸包饮品、汽水等。

（3）其他注意事项

1）每日适当多喝水：一是通过饮水—排尿这个"内洗涤"过程的作用，将体内各种代谢废物排出体外，是保持健康重要措施之一。就心血管而言，足量的饮水能够减轻血液的黏稠度，防止血栓形成，能够减轻心血管局部危险发生的作用。比如每天早晨起床后，先饮一杯微温的白开水，可使血容量尽快增加，又具有刺激肠管，增加肠蠕动的作用；二是提倡冠心病患者饮硬水，硬水含钙、镁等成分较多，对冠心病防治有利。三是平时白天应少量多次饮水，以免增加心脏负担。四是不要过多地饮冷饮及可乐。大量冷饮的刺激，可致冠状动脉痉挛，血液量减少，从而使心肌缺血、缺氧，导致心绞痛发作。饮可乐过多，因其咖啡因的刺激作用，易出现冠心病患者心律失常。

2）忌饮酒过量：适量的饮酒对心血管系统有多种益处，但急、慢性的大量饮酒对心血管系统有极大的害处。大量饮酒，易诱发心绞痛及心肌梗死，冠心病患者不宜空腹过量饮酒；睡前也不易大量饮酒，避免心肌梗死的发生。

3）避免不良的暴饮暴食的习惯：暴饮暴食，不仅加重胃肠负担，也加重心脏负担，会加重冠心病病情，故不宜暴饮暴食。冠心病患者晚餐宜少吃，如吃得过饱，特别是吃肥腻食物时，容易诱发心绞痛，心肌梗死。冠心病患者也不宜饭后大便和餐后剧烈运动，更不宜餐后马上睡觉。它不仅妨碍消化吸收，还会提高大脑皮层的兴奋性。每个人都应当实现合理饮食。个别有特殊需要的人，如代谢综合征患者，需要降低总热量。因此，可以说并没有什么通用型饮食。重要的是记住，饮食选择只是整个心脏健康的生活方式的一个方面，改善生活方式还应包括控制其他危险因素，如肥胖、高血压、抽烟和久坐等生活方式。

94. 推荐几款促进冠心病康复的中药药膳

中药药膳，简言之，即药材与食材相配伍而做成的美食。"寓医于食"，既将药物作为食物，又将食物赋以药用，药借食力，食助药威，二者相辅相成，相得益彰。对于冠心病患者，除了必要的药物治疗，冠心病者进行方便简单，易于操作的药膳调理，可收到良好的效果。当然，冠心病者的饮食调养，同样不能千篇一律，更不能千人一方。根据自己的体质属性，有选择地去食用某些适合自己体质属性的食物或中药，以达到预防病情加重、延缓病情发作的效果。下面向大家推荐一些常用的、方便的食疗药膳。

（1）三仁粥

制作材料：桃仁、枣仁、柏子仁各 10g，粳米 60g，白糖 15g。

制作方法：将桃仁、枣仁、柏子仁打碎，加水适量，武火煮沸 30 分钟，滤渣取汁，将粳米淘净入锅，倒入药汁，大火烧沸，小火熬成粥。加白糖调味，早晚服用。

主要作用：活血化瘀、养心安神、润肠通便。适合胸痛，痛处常固定不移，伴胸闷气短，睡眠不好，大便干燥者。

（2）薤白粥

制作材料：薤白 30g，粳米 100g。

制作方法：将薤白洗净，粳米淘净。放入锅内，加清水适量，用大火烧沸后，改用小火煮至米烂成粥。每日两次，早、晚餐食用。

主要作用：薤白又叫小独蒜、薤白头，具有理气宽胸、通阳散结的功效。适合胸痛彻背，胸脘痞闷，伴有怕冷、手足不温的冠心病患者。

（3）补血养心汤

制作材料：炒黄芪 50g，当归 10g，母鸡 1 只，葱、姜、料酒、食盐各适量。

制作方法：将母鸡宰杀后，去毛，去内脏，洗净。再将黄芪、当归用水冲洗沥干和葱、姜、料酒、食盐一起放入鸡腹中，再把鸡放入砂锅内，加适量水，把砂锅放在大火上烧开，然后改用小火炖至鸡肉酥烂即成。

主要作用：补气生血。此药膳适合气血不足的所致的心悸、失眠、面黄苍白等血虚的冠心病患者。

（4）滋阴养心汤

制作材料：西洋参 10g，麦冬 20g，五味子 6g，瘦猪肉 50g，冬菇 30g，姜 5g，葱 10g，盐 5g。

制作方法：将西洋参洗净、润透、切片，麦冬洗净去心，五味子洗净。冬菇洗净，一切两半，姜拍松，葱切段。猪肉切小方块。把备好材料放入炖锅内，大火烧沸，再小火煮 1 小时即成。

主要作用：活血清热，滋阴养心。适合心慌心悸，手脚心发热，睡着出汗，醒来就不出，口干咽燥，易激动兴奋等阴虚体质之冠心病者食用。

95. 冠心病患者要限盐吗

答案是肯定的。限盐不代表完全不摄取，只是要求冠心病患者较平常人注意盐的摄入。我国的饮食崇尚滋味，讲究"色、香、味、形"，家庭饮食的一大特点就是食用盐用量大大超出生理需要量。现代研究表明，食盐摄入量过高，是我国导致高血压病的高度危险因素，而高血压又是冠心病患者危险因素之一。通俗地说，要是吃得过咸，摄入过多的盐分，肾脏排不了过多的钠，为保持钠在血液中的浓度，我们需要多喝水，这样补充又使得血液中的水分也相对增加，也是医生常说的"钠水潴留"。就像一个装满水的气球一样，水越多，就会对气球本身产生越大的压力。摄入过量的钠易引起血压升高，同时，由于血容量大，对心脏的负荷也会加重，要是本身血管狭窄或者其他不好的话，更容易诱发冠心病的发生。但是，食盐中的钠又能促进血液循环，增加心脏排血量的作用，只是过量盐的摄入会加重心脏负担，对心脏供血不足的冠心病患者是不利的。所以低盐饮食能够明显减轻心脏负担，降低心脑血管危险事件的发生率。对于冠心病患者可以尝试做到在烹饪中对于煎炒类食物少放盐，而对于汤菜类应尽量不放盐。那怎样才是适量呢？一般宜限制在每天 3～6g。当然，盐摄入量标准不是普适性的，而是应该个体化。对于某些人群，降低食盐摄入量不仅是无益的，而且具有潜在的危害。因为每个个体对盐摄入量的反应都是不一样的，即使在临床上也很难精确评估每个患者的盐分摄取量多少才是最佳。所以，我们只能咨询相关的医生和专家，大概把握好自己的盐分摄入量，更好地在饮食细节上保护好自己的心脏。

96. 冠心病患者能吃甜的食物吗

患者常问的甜的食物，主要是指的是食用糖和水果等其他尝起来口味较甜的食物，和我们医学上所说的控制糖分及热量的摄取，是有一定出入的。从生物化学上讲，碳水化合物分单糖、二糖、低聚糖、多糖四类。碳水化合物是机体热能的主要来源。碳水化合物主要来源应以米、面、杂粮等含淀粉类食物为主。含糖量较高的食物主要包括食用糖和各种谷物。低糖食物主要包括有蔬菜、水果和肉类。无糖食物主要包括各种食用植物油。而在我国，碳水化合物，摄入过多（在我国居民膳食结构中就是主食量过多），可造成热量入超，在体内同样可转化生成脂肪，引起肥胖，并使血脂升高，还会使调节糖代谢的胰岛负担过重，易诱发糖尿病。我们都知道，肥胖和糖尿病都是心血管疾病的危险因素。会增加心血管疾病的发生，所以也会加重冠心病患者病情。因此，冠心病患者不是单单注意进食"普通甜食"那么简单，还要注意控制碳水化合物摄入总量，控制单糖和双糖的摄入。特别是在日常生活中控制食糖摄入量，一般以建议不超过总热量的 10% 为宜。尽量少吃纯糖食物及其制品。特别是我们中国的食物中甜食，花样之多，食法之讲究，各式各样的糖果、糕点及甜品，广东人的"糖水"更是美味。甜蜜蜜的糖，人人爱吃。吃甜食有补充气血、解除肌肉紧张和解毒等功能，而且甜食还可以提高食欲。所以，甜食是可以吃的，但要适量。我们国人向来崇尚"中庸之道"，所以，在饮食上，也是一样，冠心病患者可以吃甜食，但是要根据自己的具体身体情况，适当进食甜食，在日常的饮食方面注意在主食、甜点、水果的良好搭配着进食。例如：可以适当减少主食量，多吃蔬果，熬制甜品时少加些食糖，不要过甜。可以多吃番石榴、樱桃、柚子等低糖水果，少吃荔枝、桂圆、葡萄、菠萝等高糖水果。

97. 冠心病患者能吃肉类食物吗

人们经常说无"肉"不欢。肉类是人体蛋白质、脂肪、维生素及矿物质的重要来源，所以我们的饮食是离不开肉类的。对于冠心病患者，同样也离不开肉类，只是在摄取肉品的同时，要多摄取富含纤维质的新鲜蔬果以加速脂代谢，并帮助肠胃消化吸收。肉品的种类繁多，我们常食用的包括猪肉、鸡肉、牛肉、羊肉、鱼肉、鸭肉、鹅肉等。根据色泽分类，可分为"红肉"与"白肉"，牛、羊、猪属红肉，是维生素 B 族及铁质、矿物质的主要来源，可对抗恶性或者缺铁性贫血，但缺点是富含饱和脂肪酸，摄取过量易导致糖尿病、痛风及心血管慢性疾病。白肉主要有鸡、鱼，这类肉品优于红肉的是，脂肪含量少，易消化，缺点是维生素 B 群比红肉低。鸭、鹅介于红肉白肉之间。以脂肪含量，由多到少的顺序为：羊肉、牛肉、猪肉、鹅肉、鸭肉、鸡肉、鱼肉。另外，鱼肉虽是肉品中脂肪含量最低的，但却是最佳脂肪，多元不饱和脂肪酸及碘、钾等矿物质的主要来源，有益于心血管的防治。所以，建议冠心病患者可以多摄取鱼类。还有，不管红肉还是白肉，最健康的食用方法是：少油、少盐、少糖。虽然说动物性食品含油脂较多，冠心病患者不应摄入过多油脂，但过分素食，一点也不吃含油脂食物也不对。植物性食品维生素 B_{12} 含量很少，过分素食会使体内缺乏维生素 B_{12}，导致血液中一种被称为"高半胱氨酸"的成分增高。现代医学已经证实，高半胱氨酸血症会导致心血管疾病的患病风险增加。医学研究还发现，血液中高密度脂蛋白是保护心血管的重要物质，而调查发现，不食鱼、肉类食品可能会导致血液中高密度脂蛋白水平降低，从而对心血管健康产生不利影响。此外，长期过分素食会使血液中胆固醇水平过低，导致脑出血的风险增加。目前研究认为，长期过度素食也是心血管疾病危险因素之一。

　　只有养成科学合理的膳食习惯，均衡各类饮食，才能保持身体健康。科学的建议是：冠心病患者应少吃红肉（猪、牛、羊肉），适当吃些白肉（鸡、鸭类）；如果不吃肉类食品，平时宜多吃些鱼和鲜奶，以保持营养均衡。

98. 冠心病患者能吃香口的食物吗

　　香口的食物多指煎炸或烧烤过后的食物，因食物经过高温煎炸或烧烤，能产生很多细小空隙，表面水分丧失，很多芳香分子得以溢出，因此觉得松脆可口。煎炸食品，与我们的生活息息相关，作为我国的传统食品之一，无论是逢年过节的炸春卷、炸麻花、炸丸子、炸鸡翅，还是每天早餐所食用的薯条、薯片、油条、油饼、方便面。这些食品因香气扑鼻而使人食欲大增，并且极大丰富了我们的饮食文化，但同时我们也需要看到煎炸食品不健康一面。在煎炸食品烹饪过程中，高温使蛋白质炸焦变质而降低营养价值，脂肪中的不饱和脂肪酸发生分解、失水、相互聚合，产生具有强烈刺激性的胶状聚合物，难以被人体消化、吸收。高温还会破坏食物中的脂溶性维生素，如维生素 A、胡萝卜素和维生素 E，妨碍人体对它们的吸收和利用。同时，食物经煎炸或烧烤之后，能产生苯并芘、亚硝胺和丙烯酰胺等化学物质，在一定程度上具有致癌作用。并且，煎炸食物中多富含高脂肪、高热量，长期或过量进食此类食品后，一方面容易造成消化不良、胸口饱胀，甚至恶心、呕吐、腹泻、食欲不振，另一方面，与冠心病的形成与进展有很大关系。冠心病的形成与脂质代谢关系密切，脂质代谢异常是动脉粥样硬化最重要的危险因素。总胆固醇、甘油三脂、低密度脂蛋白或极低密度脂蛋白增高，高密度脂蛋白减低都被认为是危险因素。膳食中摄入过多的动物脂肪与胆固醇，会使机体血浆胆固醇水平升高；动物蛋白质摄入过多时，动物性油脂和胆固醇也增加，血浆胆固醇水平也升高；摄入过多的碳水化合物，尤其是蔗糖、果糖，可使血浆甘油三脂水平升高。煎炸食物尤其富含高脂肪，高碳水化合物，已经出现冠心病的患者，其饮食摄入的原则包括控制总热量，维持热能平衡，防止肥胖，使体重达到并维持在理想范围内，控制脂肪与胆固醇摄入以及控制单糖和双糖的摄入等。因此冠心病患者需减少香口食物的摄入，养成良好健康的饮食习惯，调整合理的膳食结构，以预防冠心病的进展。

四、从日常生活促进冠心病康复

99. 冠心病患者应遵循什么样的生活规律

一项关于心血管病发病的时间性研究揭示，心肌梗死等猝发性心脏病的发作，在一天中有两个高峰：起床后 1~2 小时和此后的 10~12

小时，尤以第一个高峰更为明显。这个规律对于冠心病的预防、治疗和用药有重要指导意义。专家们指出，要是能在高峰到来之前用药，无疑能减少猝发心脑血管病的危险。因此，专家们提出了一种生物节律健康法，认为早起早睡，生活规律，能有效地降低这种危险因素。与此同时，还可配合药物治疗。通常服用的治疗心血管病的药物，在服后 24 小时左右才能达到有效治疗浓度。因此，一天一次的药物应在早晨 6 点服用，一天两次的应在早晨 6 点和下午 3 点服用，一天三次的应在早晨 6 点、中午 12 点、下午 5 点服用。这样就有可能抑制双高峰的出现，减少猝发心脏病和脑中风的危险。根据冠心病发作的这种双高峰规律，冠心病患者的锻炼也需"拨误反正"，应将传统的晨练改为晚 9 时锻炼。有些人的心脏病突发就是因晨练不当所致。晚 9 时锻炼一方面避开了发病的高峰期，另一方面还可促进血液循环，降低发病隐患。冠心病患者的锻炼应适度，早起后可散散步，做做操，晚锻炼时可根据自身情况选择适宜的项目进行，时间约 40 分钟左右，但必须遵循在锻炼中和锻炼后无明显不适感的原则。病情较重的患者，锻炼必须在医生的指导下进行。因此，冠心病患者早起早睡、生活规律，能有效地降低发生心肌梗死的危险。

100. 冠心病患者几点睡觉比较好

　　研究证实，睡眠不足可能会使颈动脉血管壁增厚，增加患冠心病的风险。研究人员通过超声检测，发现平时少睡一个小时的人，其颈动脉内膜中层增厚 0.021mm，这个看似微小的变化却使他们患上冠心病的风险增加。有关睡眠和心脏病的研究也证实，睡眠与心律失常、病态窦房结综合征、心绞痛发作、心力衰竭、心源性哮喘的发作都有非常密切的关系。凌晨 4:00 ~ 7:00，通常称为危险"凌晨 4 时"。这一时段机体处于有梦睡眠和"睡醒周期"生理节律，交感神经兴奋性升高，心血管活动不稳定，易导致心肌缺血、缺氧而突发心绞痛、心肌梗死。因此，已经患上冠心病的人，要注重科学的睡眠，那样才能有助于预防心绞痛、心肌梗死的发生。中医学认为人生于天地之间，一切生命活动都与大自然息息相关，需随时随地与其保持和谐一致，顺从春夏秋冬四季阴阳消长的规律，适应一年寒热温凉的气候变化，才能保持健康、长寿。此为"天人相应"的思想。因此，睡眠时间需要根据四季的变化而变化，《黄帝内经素问·四气调神大论篇》有云："春三月，此为发陈。天地俱生，万物以荣，夜卧早起，广步于庭，被发缓形，以使志生；夏三月，此为蕃秀。天地气交，万物华实，夜卧早起，无厌于日，使志勿怒；秋三月，此谓容平。天气以急，地气以明，早卧早起，与鸡俱兴，使志安宁；冬三月，此为闭藏。水冰地坼，勿扰乎阳，早卧晚起，必待日光，使志若伏若匿。"因此，春夏养阳，秋冬养阴，春夏宜夜卧，秋冬早卧。夜卧、早卧均是相对的，按照《黄帝内经》中的睡眠理论而言，夜半子时为阴阳大会、水火交泰之际，称为"合阴"，是一天中阴气最盛的时候。阴主静，所以夜半应长眠。而子时正是 23:00 ～ 1:00 期间，因此夜晚最迟应在子时以前（23:00）上床，在子时进入最佳睡眠状态。

101. 失眠对心脏的影响有哪些

失眠对心脏有诸多影响。失眠能促使交感肾上腺系统的活动明显增加，儿茶酚胺排出增多，心跳加快，心肌收缩力增强，心输出量增多，外周阻力增多，加重心脏负荷，导致心肌耗氧增加；同时可能会使患者的血压、心率、血小板聚集和血液黏稠度增加，血小板聚集，心室颤动阈值减低，动脉粥样硬化斑块破裂，诱发心律失常甚至心绞痛、心肌梗死发作等心血管事件。

此外，研究发现，失眠患者夜间褪黑素的水平明显降低，而褪黑素可作用于心血管病理生理的多个方面，包括抗炎、抗高血压和可能的降血脂功能，还有抗氧化性能，直接清除自由基和间接的抗氧化活性，还与多种活性氧和活性氮有效地交互，同时也上调抗氧化酶，下调氧化酶。试验证明，褪黑激素具有心脏保护性能，能明显减少心肌再灌注、心律失常及心室颤动的发生，显著改善缺血后心肌收缩功能的恢复，保护心肌线粒体的结构完整性。而失眠患者长期体内褪黑素的减少和失调就很有可能引发冠心病，失眠症引发的冠心病有可能与褪黑素失调有关。临床已经用褪黑素控释剂和褪黑激素激动剂治疗失眠。

失眠对冠心病的影响还包括对斑块稳定性的影响，通过增加促炎性细胞因子的水平或血栓形成，或增加混凝因素的水平从而诱发冠心病。并且，习惯性的睡眠时间缩短还与内皮功能受损有关。因此，冠心病患者需要保证充足的睡眠预防症状加重。

102. 怎样才能让冠心病患者睡得香

保持良好的睡眠，对冠心病患者的康复可以起到重要的作用。改善冠心病患者可以有多种方式，包括创造良好的睡眠环境，包括睡眠行为纠正，纠正不良睡眠习惯，遵守作息制度，进行心理护理并讲解卫生保健知识失眠对冠心病的危害，并适当进行中医干预，以阻断心身疾病的恶性循环。具体方式如下：

（1）建立舒适的睡眠环境：对环境的不适应、睡眠环境的干扰，使患者睡后易醒或醒后难以入睡。故应为患者创造舒适的睡眠条件及环境，睡前整理好床单，协助洗漱，热水泡脚，及时排尽大小便，保持病室内环境整洁，温湿度适宜。晚饭不宜过饱、过晚，睡前可服牛奶及易消化的食物。对心绞痛发作频繁的患者，睡前给予口服药物及吸氧等处置。陪护人员做到四轻：说话轻、走路轻、关门轻、操作轻。

（2）适当药物干预：对确需药物治疗的失眠患者，应指导患者正确使用药物并注意观察药效。助眠药物一般 15～60 分钟起效，嘱患者服药 20 分钟后上床，并细心观察患者是否睡着，中途有无觉醒，次日觉醒的时间等。对影响睡眠的药物应尽量避免在晚间使用。

（3）加强心理疏导：患者由于疾病或对病情担忧而出现紧张、焦虑、抑郁等不良的情绪，从而影响休息、睡眠。心理疏导可通过暗示、说服、解释、疏导、安抚、鼓励、保证、教育等方法对患者施加良好的心理影响，陪护人员可采取有针对性的心理护理措施，使患者产生安全感，对治疗的长期性、复杂性有良好的心理承受能力，同时让患者了解睡眠的有关知识，指导患者养成良好的睡眠习惯，恢复正常的睡眠觉醒节律。

（4）中医药干预：中医药干预对于改善冠心病睡眠状况效果良好，可根据不同证型选取不同食疗保健方法，如血虚者，可予红枣阿胶汤；阴虚者，可予莲子百合汤；失眠多汗虚弱者，可予甘麦大枣汤；虚烦不眠者，可予酸枣仁汤等等；还可结合针灸、推拿、沐足等方式疏通经脉，使阳入于阴则寐。

103. 冠心病患者早上几点起床比较好

有研究显示，对 3017 名 23 ~ 90 岁的健康成年人调查后发现，起床较早的人更易患高血压、中风等心脑血管疾病。研究同时显示，早起者中以老年人居多，而他们本身患心脑血管疾病的风险就较大。成人每天最好保持 7 ~ 8 小时的睡眠，就可以保证全天精力充沛，但最佳起床时间并非固定值。健康的关键在于顺应自然，日出而作，日落而息。每天太阳升起时，人体生物钟就会发出指令，交感神经开始兴奋，这时就该起床了。因此，随着一年四季太阳运行规律的不同，人的起床时间也应有所变化，春夏两季应该晚睡早起，秋天应该早睡早起，冬天则应早睡晚起。一般对冠心病患者而言，在春秋两季最好在六点半起床，在夏季最好在六点起床，在冬季最好在七点以后起床。

然而，无论几点起床，保证充足睡眠才是最重要的。一天中，人清醒和睡眠的时间比例应该是 2 : 1，也就是说，8 小时睡眠是最好的。研究显示，睡眠时间平均不宜低于 7 小时，每少睡 1 小时，死亡率就增加 9%。并且，起床时尽量不要太猛，而应躺在床上，用 5 分钟活动一下四肢和头部，再缓慢起床，因为当人醒来时，血压会立即上升，心跳加快，四周血管收缩，这种生理变化是人从卧床到起立的一种生理变化，但患有高血压、冠心病的人却承受不了这种变化，尤其在醒后 20 分钟，血压突然增高的情况下，附着在血管壁上的粥样斑块容易脱落，容易引起中风后心脏病发作。此外，好多老年人认为晨练就是应该越早越好，因此喜欢一大早天还刚亮就出门进行锻炼。其实这是很不科学的，因为经过一夜的时间，污染物在空气中的堆积比较多，呼吸了这些污浊的空气，对人体会产生有害的影响。等天大亮了，太阳从地平线上慢慢爬出之后，这些污染物在空气中进行一定的稀释分解，空气质量就会相对好一些，在这样的情况下进行晨练活动，就比较适合人体的新陈代谢。因此一般在没有大风或明显降雨的情况下，应按春夏秋冬四季晨练的时间进行锻炼。

104. 中午午休多长时间比较合适

午休已经逐渐演化成为人类自我保护的方式。最初，午休可能只是人们为了躲避正午的烈日，后来逐渐变成一种习惯。那时的人类是生活在暖热的地区，户外劳动是人们维持生存最基本的条件。因此午休成为人们避免遭受热浪袭击的方法。现代研究表明，午休是正常睡眠和清醒的生物节律的表现规律，是保持清醒必不可少的条件。不少人，尤其是脑力劳动者都会体会到，午休后工作效率会大大提高。并且有资料证明，在一些有午休习惯的国家和地区，其冠心病的发病率要比不午睡的国家低得多，这与午休能使心血管系统舒缓，并使人体紧张度降低有关。所以，有人把午休比喻为最佳的"健康充电"，是有充分的道理的。

午睡虽是促进健康的一种良好手段，但也要讲究科学，否则将会适得其反。按照《黄帝内经》中的睡眠理论而言，夜半及正午为阴阳交会、水火交泰之际，称为"合阴"及"合阳"，子时是一天中阴气最盛的时候，午时是一天当中阳气最盛的时候，子时阴气盛，故夜半应长眠；而午时阳气盛，小睡片刻即可提高工作效率。因此午休只需在午时（11:00 ～ 13:00）休息30分钟即可，午睡时间太长一方面会引起阳气舒发不畅，并且还会搅乱生物时钟，影响到晚上睡觉的规律。同时需注意，午饭后不要马上就睡，这不利于食物的消化，可以先进行一下小幅度的运动，走动一下，然后再午睡。对于有晚间睡眠障碍的老人，应尽量减少白天的睡眠时间。

105. 患了冠心病怎样控制情绪

《素问·上古天真论》中指出："虚邪贼风，避之有时。恬淡虚无，真气从之。精神内守，病安从来。"突出了精神调摄、安定情志，对保养真气、维持身体健康具有重要意义。心主神明，人体的精神情志活动都是由心所主宰，所以情志变化对心的影响最大，因此，七情失节是导致冠心病、高血压发病的直接原因之一。对于冠心病患者的情绪控制，并不是患者单方面的努力就可以做到的，而是需要患者、家人、医护之间良好的配合，对于医护人员，要恰如其分地鼓励患者，与患者建立良好的医护患关系，对患者关心、同情、体贴、谅解，用通俗易懂的语言与患者亲切的交谈，使患者对疾病有正确的认识与理解。交谈讲究艺术性，深入浅出，态度诚恳，启发诱导，通过具有情绪活动的感情交流增进和维持了患者的心身健康，使紧张情绪得到了控制，为早日康复打下了良好的基础。对于患者，应学会放松自己，尽可能地消除焦虑，远离紧张匆忙的生活。要做到"知足常乐"，不要把自己的人生目标定得太高，要量力而为。万一达不到自己的理想目标，不妨退而求其次，适当降低标准，这样才能真正做到放松自己，保持健康的心态。另外，冠心病、高血压患者要主动配合治疗，做到心中有数，正确对待，从而保持乐观开朗的情绪。并且可以通过一些适当的娱乐活动改善患者紧张焦虑的情绪，如听轻音乐，适当散步，以营造一个身心愉悦的状态。一个人心理健康、情绪良好，免疫力自然会增强，身体健康也就有了可靠的保障。

106. 冠心病患者怎么过性生活

冠心病、高血压患者没有必要禁止一般的性生活。适时、适地、适度的性生活不仅对患病无损，还可缓解患者因禁欲而产生的精神抑郁与焦虑感，能恢复患者的自信心与勇气。如果想恢复性生活，需要有一定的性生活耐受力。目前，有关性医学专家认为，只要冠心患者能够快速、不停顿地登上四层楼，没有出现心慌、心跳、胸闷、气喘、出汗等心脏、身体的不适症状，就可以初步认为可以恢复性生活了。恢复性生活后，还应该注意一些事项，首先是必须在病情稳定的前提下进行，"稳定"期至少应在 3 个月以上。其次性生活必须循序渐进，要有充分的前期预备，包括爱抚、拥抱、接吻等，这样既可以使心脏有一个适应过程，又可以在出现不适感觉时及时停止性生活。性生活的频率主要取决于自身感受，只要性生活后的第二天自觉精力、体力充沛，没有疲劳感就可以认为没有过度，但一般建议一周不要超过 1 次。性生活的时间也不宜过长，以 5 ~ 10 分钟为宜，应尽量避免超过 20 ~ 30 分钟；此外，性生活时间的选择也很重要，饱食、饮酒、运动、热水浴后都不应当立即进行性生活，心情紧张也应避免性生活。另外，一些医学专家不主张在性生活前含服硝酸甘油来增加心脏耐受力的做法，认为这样有可能在性生活中增加发生心绞痛的风险。也有一些医学专家建议可以在性爱活动半小时之前，含服复方丹参滴丸，可以避免性生活中的不适感，甚至可以预防心绞痛的发生。最后，需要提醒的是，冠心病患者应在性爱地点的附近，床头桌上或极易方便拿到手的地方放置硝酸甘油类的救急药物，以防不测。

107. 什么情况下不适合过性生活

性生活是一种特殊的身心活动，其消耗能量大约每分钟 17 ~ 25kJ。冠心病患者是否能接受，需从患者各方面的情况考虑。一般有以下情况时就应禁止性生活：心率在 110 次 /min 以下时，仍感到胸闷、憋气、心慌者；上三层楼后心率达 110 次 /min 以上，并有气喘、头晕、心绞痛、极度疲劳者。性生活时或性生活后，自觉心慌、气憋、咳嗽者，需禁止性生活；在性交中或后，如心跳达 120 次 /min 以上，并有心慌、胸闷、气短等症状者，要禁止性生活；近月来心绞痛频繁发作者，不适合进行性生活；急性心肌梗死 4 ~ 6 个月内不应有性生活，如果仍然合并有明显的心律失常或心衰等并发症，还应当继续禁欲。

108. 冠心病患者性生活需要注意的几个问题

（1）运动负荷试验对指导性生活的恢复有意义。在恢复性生活之前，最好行运动负荷试验以了解性生活耐力。

（2）对日常生活和性行为中心绞痛的发生应予重视，如有发生，需及时停止性生活，必要时需药物控制或就医治疗。

（3）过度性行为对心脏不利，而过分恐惧可造成阳痿，妨碍正常的性生活，因此，冠心病患者性生活过程中需保持正确的方式和心态，适度而行，适可而止。

（4）避免过度疲劳、饱食、酒后的性行为。还有防止不正当的性生活，过冷、过热和特殊环境对精神刺激强烈，不恰当的节食后的性生活。

（5）性行为中的不良反应通常表现为 ST 段压低。窦性和室上性心动过速、期前收缩、心绞痛发作，甚至心肌梗死或猝死。因此，对有心绞痛等症状，日常或性生活中心率超过 150 次 /min，或运动试验中出现心律失常者应予指导。通常 β 受体阻滞剂可降低运动和性行为中的心率，对心律失常也有作用。其他抗心律失常药物也可应用。性行为中出现心绞痛可舌下含化硝酸甘油片，或性行为前增加亚硝酸盐类药物剂量。

（6）心肌梗死康复后性生活恢复方法。开始可采用拥抱、戏耍等方法，刺激性兴奋，如无症状出现再进行性生活。也可在性高峰期前中止，数次后无自觉症状再使其达到高峰期的办法，分段进行。男性上位不适时可采用女性上位或侧位。

五、从运动促进冠心病康复

109. 什么是运动康复

运动康复是采用适量的、定向或者有针对性的机体运动来帮助患者身体功能和精神获得全面恢复，重返社会。运动康复训练是心脏康复中最经典的治疗方式，是提高生活质量为目的的二期心脏康复的重要内容。冠心病患者的运动康复训练是以帮助患者缓解症状、改善心血管功能以及使其在生理、心理、社会、生活、工作和娱乐等方面达到最佳状态。

110. 运动康复对冠心病有什么好处

运动锻炼具有控制高血压、降低血脂、调整血脂紊乱、降低体重、降低血糖、保护免疫功能、增加血液纤溶系统活性、改善神经系统功能调节等作用，能促进冠心病的康复治疗。具体如下：

（1）增加氧供量：运动能促进心肌形成侧支循环，或增加原有侧支循环的血流量，心肌的血液循环得到改善，从而有助于增加心肌的氧供应量。

（2）减少耗氧量：运动治疗后，血液循环对运动的反应（调节功能）有所改善。变得更"经济""节省"，从而有助于减少心肌的耗氧量，并能使患者扩大运动范围，提高对体力活动的适应程度。

（3）改善脂质代谢：较长时间的运动治疗能调节血脂代谢，持续规律的有氧运动可降低总胆固醇、甘油三酯、低密度脂蛋白，升高高密度脂蛋白浓度，从而有助于防止和缓解动脉粥样硬化患者血胆固醇浓度，降低并能减轻粥样斑块在血管壁沉积。

（4）改善情绪：运动有助于改善情绪，转移患者对疾病的注意力，调动患者内在的积极因素，克服害怕活动的心理，使患者能主动掌握动和静的规律，有助于减少或减轻心绞痛的发作。

（5）其他：一定量的运动训练时，血液中的纤维蛋白溶酶原有所增加。经常进行一定量的体力活动，有助于提高纤维蛋白的溶解活性，推迟动脉粥样硬化的进展。

111. 运动康复适应证

运动处方的制订时，一定要全面了解患者病史、病情和心功能状态，有针对性的制订运动处方。运动康复的适应证：稳定的心肌梗死恢复期，稳定型心绞痛，冠状动脉搭桥术（CABG）及经皮冠状动脉成形术（PTCA）后，代偿性充血性心功能不全，心肌病，心脏及其他脏器移植，瓣膜置换及心脏起搏器植入后，末梢血管疾病等。冠心病康复必须限于无三大并发症（心衰、心律失常和心源性休克）者进行。早期标准是：无明显心绞痛、气短；安静心率 < 110 次 / min；活动时 ST 段变

化不超过 1mm；血压基本正常。禁忌证：不稳定型心绞痛；收缩压 > 200mmHg 且舒张压 > 110mmHg；伴有症状的直立性低血压；重度主动脉瓣狭窄；急性全身性疾患；不控制的房性或室性心律不齐；非代偿性心功能不全；Ⅲ度房室传导阻滞；活动性心肌炎；心内膜炎；安静状态下心电图 ST-T 变化 > 2mm；未控制糖尿病（血糖 > 22.2mmol/L）及急性甲状腺炎；低血钾；血容量减少等。

112. 运动康复的时机怎么把握

运动康复应贯穿于整个病程中，根据不同时期，制定不同的运动方式，一期康复目标是争取尽早生活自理和尽早出院，并且从监视下的活动过渡到家中无监视和安全活动。当病情稳定或经数天后病情无加重时，即可开始渐进性体能活动。可以是渐进的关节活动范围内训练，从被动活动过渡到低强度的主动抗阻运动。在转出监护室后，即可开始早期行走，先室内再走廊。二期康复目标主要是保持并进一步改善出院时的心功能水平，逐步恢复生活完全自理，恢复正常的社会生活。主要进行心电、血压监护下的中等强度运动，推荐运动康复次数为 36 次，不低于 25 次，包括有氧运动、阻抗运动、柔韧性运动。最常用的锻炼方法是行走，每天户内外行走，并在可耐受的情况下逐渐增加行走速度，每次 15 ～ 30 分钟。三期应进一步改善心血管功能和提高耐力，继续加强体能锻炼。

113. 运动康复前需要做哪些准备工作

冠心病患者进行运动训练前，最好进行健康评价及运动试验，包括心脏负荷运动试验、气体代谢运动试验、心电图心脏分级运动试验等。制定运动处方，也应由热身期、锻炼期、恢复期组成，包括运动类型、强度、持续时间、频率、进展速度等要素。在运动康复前，应注重热身期的准备工作。热身期，作为每次运动锻炼的开始阶段，此期目的是通过低强度热身运动使肌肉、关节、心血管系统为运动锻炼做好准备。相关研究表明，即使正常的心血管系统在机体突然开始运动时也会出现心脏缺血反应，热身运动时间一般为 10 ~ 15 分钟，病情较重、体力较差患者的热身期时间可适当延长，如延长至 15 ~ 20 分钟；病情较轻、体力较好患者热身期以 5 ~ 15 分钟为宜。老年人冠心病患者进行康复时一定要从能够承受的最低负荷量开始，逐渐增加体力活动的运动量，以保证安全的康复运动治疗。活动方式包括柔韧体操、关节活动和低强度有氧运动，使骨骼肌和心血管系统为即将开始的运动做好准备。

114. 运动康复的方式有哪些

适用于冠心病的运动方式主要有：有氧训练、等长收缩运动、平衡、柔韧度练习、作业活动和气功等。有氧训练常用的有步行、健身跑（慢跑）、骑自行车以及各种娱乐性体育活动，如网球、乒乓球等。平衡和柔韧灵活性练习可以改善整体平衡能力，可帮助心脏病患者从坐位站起以及增强步行能力，作业活动是将关节柔韧灵活性、力量性、耐力与某一具体日常作业相结合的练习，有利于回归工作。气功，可练习一些静功或内养功，以处理应激反应。为提高心功能，可练习套路程式的运气功，包括自控疗法、韦驮功等。具体方式如下：①步行及慢跑：步行简便易行，宜在优美环境中进行。对改善心肺功能，提高摄氧效果最好。一般慢步为 1 ~ 2km / h，散步为 3km / h，快步为 5km / h，疾步为 6km / h，慢跑为 8km / h。每分钟步行 100 步以上者可使心率达 100 ~ 110 次 / min。一般在清晨或傍晚进行，每次 15 ~ 30 分钟，中间休息 1 ~ 2 次，每次 3 ~ 5 分钟，以后可逐渐增加步行速度和持续时间，直至 3 ~ 5km / h，步行 30 分钟休息 5 分钟，每日 2 次，持之以恒。步行时应选择平坦路，步幅均匀，步态稳定，呼吸自然，防止跌跤。②骑自行车：应将车座高度和车把弯度调好，行车中保持身体稍前倾，避免用力握把。但一般骑车速度摄氧率很低，如 8km / h 相当于 2 ~ 3METS，10km / h 只相当于 3 ~ 4METS，功量偏小。骑车因交通拥挤，精神容易紧张，因此，可在晨间或运动场内进行。使用功率自行车可在室内进行运动，优点是负荷量容易调整，运动量容易计算。③游泳：体力较好、原来会游泳、具有条件、能长期坚持者，可以从事游泳锻炼。据报道，游泳可使摄氧量增高。游泳前要做好准备活动，以免时间过久，引起肌肉痉挛和心绞痛发作。④力量性运动：力量性运动一般不用于冠心病的康复，近年来有一种循环力量训练法用于冠心病患者的康复，训练强度为一次最大抗阻力量的 40% ~ 50%，在 10 秒内重复 8 ~ 10 次收缩为 1组，5 组为 1 个循环。每组之间间隔休息 30 秒，1 次训练重复 2 个循环，每周训练 3 次，逐步适应后可按 5% 的增量递增运动量。训练以大肌肉群为主，进行缓慢地全关节范围的抗阻力运动。⑤职业性和娱乐性运动：职业性运动是模拟各种职业的运动、家务活动来达到目的；娱乐性运动是以各种棋牌类活动和球类活动为主，可以提高冠心病患者参加活动的积极性，提高训练效果，但在进行球类运动时应避免对抗性的激烈运动。⑥放松性运动和医疗体操：放松性运动应以腹式呼吸、放松术和气功中的静功为主；气功运动量太小，适于病情较轻或配合其他体育活动应用。医疗体操一般以柔软的牵伸性活动为主，如太极拳等柔缓动作为主的拳操。太极拳动作舒松自然，动中有静，对合并高血压冠心病者更为合适，简化太极拳运动量较小，心率只能升高为 90 ~ 105 次／min。⑦附慢性冠心病常用间歇跑推荐方案（见表 3-2）。

表 3-2　慢性冠心病常用间歇跑推荐方案

阶段	慢跑	步行	重复次数	总时间	总距离
第一周	30s	30s	开始 8 次，以后每天 1 次，加至 12 次	8 ~ 12min	500 ~ 800m
第二周	1min	30s	开始 6 次，以后每天 1 次，加至 10 次	9 ~ 15min	1200 ~ 2400m
第三周	2min	30s	开始 6 次，以后每天 1 次，加至 10 次	15 ~ 25min	2400 ~ 4000m
第四周	4min	1min	开始 8 次，以后加至 6 次	20 ~ 30min	3200 ~ 4800m

115. 每天运动量多大比较合适

给出一个统一的答案其实是不可能的，因为两个同样年龄的人，一个身体健康，一个有心脏病，每天的运动量肯定不可能一样多，再考虑年龄、性别、工作状态、居住环境、经济条件、兴趣爱好等方面，每个人每天适合多大的运动量只能个体化。总的原则是"适可而止"，简单来说就是指运动完结束后不觉得太疲劳和第二天还能坚持运动。因为年纪大了，运动的目的不是出成绩，而是锻炼心肺功能，但是有些心肺功能比较差的患者，一定不能过量，因为这些患者心肺储备少，一觉得累就应该休息。健康人觉得累了再坚持一会，给予身体更强的刺激会更好的锻炼身体，这些患者可能就变成要打 120 了。为了更方便患者自我摸索自己的运动量，下面列出几点供参考。

（1）下列主观感觉说明运动量合适：①精神状态：运动后疲劳消失较快，没有全身不适感；②运动后睡眠良好，醒后精力充沛；③运动后食欲好。如果运动后恶心欲吐、心情不佳、睡眠不好、不思进食、下次不想再运动，则为运动量过大，下次要适当调整。

（2）下列客观感觉说明运动量合适：

测脉搏或心率（前者适合大部分人，后者适合房颤患者），现在已经有多种运动手表可以检测运动时心律变化和睡眠时间，建议有条件的患者买一个运动时候检测心率，一般运动时候心率可参考以下公式。

①初级公式：针对健康状况较差的人群。目标心率 =（200 − 年龄）×（60% ~ 80%）。60% ~ 70% 主要用于减脂；70% ~ 80% 主要用于提高心肺功能。

②普通公式：针对普通人群。目标心率 =（220 − 年龄）×（60% ~ 80%）60% ~ 70% 主要用于减脂；70% ~ 80% 主要用于提高心肺功能。

③卡福能公式：针对身体素质较高的人群。目标心率 =（220 − 年龄 − 静止心率）×（65% ~ 85%）+ 静止心率 65% ~ 75% 主要用于减脂；75% ~ 85% 主要用于提高心肺功能。

六、应用中医传统疗法促进冠心病康复

116. 什么是中医传统疗法

自从有了人类，就有了医疗活动。我们的祖先为了生存和繁衍，在与疾病进行斗争的过程中，在寻找食物的同时，发现并认识了治病的草药，前人把这一探索过程为"神农尝百草"或"食药同源"。在人类生活中，古代人发明了砭石和石针等作为医疗工具。新石器时代，石器成为人类改造征服自然的有力工具，也成了治疗疾病的器械，我们祖先就利用"砭石""砭针"切开脓肿腔排出脓液治疗脓肿，出现了最初的"砭石疗法"。《山海经》："高氏之山，有石如玉，可以为针。"《说文解字》注目："砭，以砭石刺病也。"历次出土的远古文物中，均有砭石发现，此时也出现了采用动物的角，进行类似今日的拔罐疗法之"角法"。这些都属于最早的手术器械，可谓传统特色疗法的起源。春秋战国时期，"诸子蜂起，百家争鸣"，促进了医学的发展，传统特色疗法也有了很大的进步。1973 年湖南长沙马王堆 3 号墓出土的古书《五十二病方》，是我国最早的临床医学文献，所记载的外治法有敷药、药浴、熏蒸、按摩、熨、砭、灸、腐蚀及多种手术。首创酒洗伤口，开外科消毒之源。《黄帝内经》的问世为外科治疗学的发展奠定了坚实的理论基础，系统确立了传统外治法的治疗原则，提出针、灸、砭、按摩、熨帖、敷药等外治法，近代在现代科学的发展，中药提取注射液，电针等新方法方法不断涌现。故中医传统疗法包括狭义和广义的内涵，狭义的传统疗法包括：中药、针灸、刺血、推拿按摩、刮痧疗法、贴敷疗法、拔罐、火疗、气功等。广义的传统疗法则包括在中医理论指导下使用的中药针剂，穴位埋线疗法、电热针疗法、超声波，低频脉冲等。

117. 中医传统疗法有什么特点

"简、便、效、廉"是中医传统特点之一。同时简便效廉也是中医的精髓所在。传统疗法通过调理整个人体状态来达到治疗疾病的目的，其具有独特的理论体系，经过丰富的临床验证，同时也体现了传统医学治未病、防重于治、养生保健和健康调养的学术思想。传统疗法发挥的疗效有目共睹，越来越受到人们的重视。不仅在我国人民的日常生活之中应用和流传，而且在全国各大医院也被积极采用。在当今提倡返璞归真，回归大自然思想潮流的推动下，传统疗法逐渐得到越来越多的西方发达国家的承认和采纳，具有广阔的前景。

118. 治疗冠心病有哪些中医传统疗法

（1）中成药

1）复方丹参滴丸：活血化瘀、理气止痛，适用于血瘀心脉之心痛。每次 10 粒，每日 3 次。

2）通心络胶囊：益气活血、通络止痛，适用于气虚血瘀阻络之心痛。每次 2～4 粒，每日三次。

3）麝香保心丸：芳香温通、益气强心，适用于心气虚弱、心脉不通之心痛，每次含服或吞服 1～2 粒，一日三次，或症状发作时服用。

4）速效救心丸：益气活血、祛瘀止痛，适用于气滞血瘀型冠心病心绞痛。含服，一次 4～6 粒，一日三次；急性发作时一次 10～15 粒。

5）丹红注射液：活血化瘀、通脉舒络，适用于瘀血闭阻之胸痹心痛；每次 2～4ml 肌内注射或每次 20～40mg 加入 5% 葡萄糖注射液 100～250ml 静脉滴注，每日 1～2 次。

6）灯盏花素注射液：活血化瘀、通络止痛，适用于瘀血阻络之胸痹心痛；每次 5ml 肌内注射或 10～20ml 加入 10% 葡萄糖注射液 500ml 静脉滴注，每天一次。

7）生脉注射液：益气复脉，养阴生津。适用于气阴两虚之胸痹心痛。每次 40ml 加入 5% 葡萄糖液或 0.9% 生理盐水 250～500ml 中静滴，每日一次。

8）血栓通注射液：活血化瘀。适用于瘀血闭阻之冠心病心绞痛。每次 2～5ml 用 10% 葡萄糖液 250～500ml 稀释后静滴，每天一次。

（2）针灸。辨证分型：气滞血瘀、心阴亏虚、心阳不振、痰湿中阻、寒凝心脉。取穴：内关、心俞、膻中、通里、足三里、间使。

手法：每次选用 4～5 穴，轮流使用，连续治疗 10 次后可停针数日，再行治疗。对心阳不振，寒凝心脉者可配合灸法。加减：气滞血瘀配膈俞、巨阙、阴郄，针用泻法；心阴亏虚配阴郄、太溪、三阴交；心阳不振配命门、巨阙、天池、厥阴俞，针后加灸；痰浊中阻配太渊、中脘、丰隆、巨阙，针用泻法；寒凝心脉配关元、气海，针后加灸。

（3）穴位敷贴

（4）耳针。可选心、皮质下、交感区等穴埋针或埋豆，自行按压刺激，亦可达到缓解疼痛的目的。主穴：心、交感；配穴：神门、皮质下、脾、内分泌、降压点等。伴失眠多梦可选神门、皮质下以安神镇静；伴胸闷、困倦、有痰湿可选脾、三焦、内分泌以化痰；头胀痛、血压高可选肝、降压点等；心绞痛较重可选心、交感、神门以镇静止痛。

（5）推拿按摩。以拇指或手掌按揉心俞、膈俞、厥阴俞、内关、间使、三阴交、心前区阿是穴，每次 10 分钟。

（6）腹针可取穴：君（主穴）：引气归元（即中脘，脐上 4 寸；下脘，脐上 2 寸；气海，脐下 1.5 寸；关元穴，脐下 3 寸）；臣（次穴）：水分（脐上 1 寸），商曲（下脘旁 0.5 寸，左侧）；佐：气旁（气海穴旁 0.5 寸，左侧），气穴（关元旁 0.5 寸，双穴）。治疗胸闷胸痛、心慌心悸等症状。

119. 中医传统疗法在治疗冠心病中起什么作用

冠心病的治疗是一个链条，从预防到药物治疗，再到药物治疗效果不好采用手术，然后到后期康复，减慢血管狭窄的发展。单纯只处理其中一环效果都不会太理想，而且冠心病目前来看应该不可治愈，只能减慢发展，我们要学会与其共存，只要控制冠心病不闹事就可以了。所以目前即使西医支架、搭桥发展很快，但是冠心病的发病率依然不断升高，占中国的死亡人数也不断上升，所以我们更要做好预防与康复工作，而这恰恰是中医传统疗法的优势。

（1）未病先防：冠心病常是由多种危险因素发展而来，比如抽烟、熬夜、进食大鱼大肉、不运动等不良习惯导致糖尿病、高血压、高血脂，再发展为冠心病。这个过程比较长，中医在冠心病发病前通过指导患者改变生活方式，使用中药、导引等各种疗法改善患者的生活和体质，让患者达到阴阳平衡从而减少发展为冠心病的机会。

（2）已病防变：当得了冠心病后，中医药要积极参与到冠心病的治疗上，防止其变为急性心肌梗死，诚然目前西医关于冠心病的治疗已经比较成熟，但是要认识到即使再好的方案也只能减少 30%～50% 的风险，更不用说一些患者不能耐受他汀类药物治疗而无法达到西医的治疗效果。而中医传统疗法植根于整体观与辩证治疗，既能把握冠心病的基本病机，还会根据患者体质进行个体化治疗。比如说同样两名血管堵塞患者，西医治疗方案基本一样，但是中医辨证一个属于寒证由于血寒导致血行不畅以致疼痛，另一个则由于热证由于血热导致血液黏稠而运行不畅，那么一个患者要温补阳气让血液流动起来，吃的可能是人参、附子、鹿茸等，外用温针灸、艾灸、热敷等；而后一个患者则采用清凉活血药物，用黄连、水牛角、赤芍等药物，而热敷、艾灸补药反而会让其加重。总的来说，冠心病无法治愈但是可防可控，西医无法完全降低冠心病带来的心血管风险，中西医结合应该是更好的方法。

120. 推拿疗法对冠心病有好处吗

冠心病患者最容易劳累或精神紧张，而按摩和推拿可以使人心情放松，消除疲劳，因此还是十分有利的，但不要太剧烈。《素问·举痛论》中云："寒气客于背俞之脉则脉泣，脉泣则血虚，血虚则痛，其俞注于心，故相引而痛。按之则热气至，热气至则痛止矣。"此段经文类似现代医学的心绞痛发作，据此理论，对部分冠心病或类冠心病患者进行了推拿治疗是有理论依据的。

（1）中医推拿治疗冠心病原则：活血化瘀，温通心阳，补气养心，改善心脏供血。

（2）中医推拿治疗冠心病相关穴位及部位。内关（在前臂正中，腕横纹上 2 寸，掌长肌腱与桡侧腕屈肌腱之间）、神门（在腕部，腕掌侧横纹尺侧端，尺侧腕屈肌腱的桡侧凹陷处）、上胸部（两侧上胸部即双侧乳头至两侧锁骨下缘之间这一扇形区域的胸部）、双侧胁部（双胁部位于两侧乳头之下至双侧肋弓下缘之上的侧胸区）、腋窝（两侧腋窝定点）、膻中（膻中在胸部，当前正中线上，平第 4 肋间，两乳头连线的中点）。

（3）中医推拿治疗冠心病常用手法：摩法、擦法、点揉等。

（4）中医推拿治疗冠心病操作方法。患者取仰卧位，医生坐于右侧，先施指摩法于膻中穴、左期门穴（宽胸理气、解郁除烦）及左侧前胸部约 5~8 分钟，手法宜轻快柔和。继上体位分别指揉上肢郄门、神门或内关、阴郄这两组穴位，每穴指揉 1~2 分钟。再指揉双侧太溪穴 1~2 分钟。患者取坐位，双臂向前俯伏于桌子上，医生位于患者后侧方，以双指揉法分别对心俞、膈俞、厥阴俞等背俞穴进行按揉，每穴约 1~2 分钟。再以指揉法于至阳穴（督脉经第 7 胸椎棘突下）约 1~2 分钟。最后取擦法于心俞穴及至阳穴（均为左右横向摩擦），具温煦心阳之功效。中医推拿治疗冠心病增加心肌血液保持呼吸顺畅，对各种心脏疾患出现的心悸、胸闷喘憋和烦躁有很好的疗效。

121. 哪些冠心病患者可以做推拿康复

冠心病一般可分为稳定与不稳定两类，稳定型心绞痛推拿按摩的禁忌证跟一般患者的一样，而不稳定型心绞痛就建议到医院住院，在严密观察下可以进行轻柔的推拿按摩活动，至于急性心肌梗死或者刚进行过手术需要卧床休息的患者就不建议进行推拿治疗了。但是由于姿势固定太久引起的肌肉酸痛，给予轻微力度的肌肉放松是有好处的。

122. 冠心病推拿康复需注意哪些问题

需注意以下方面：①服用华法林等抗凝药物的患者不适合进行大力推拿按摩，曾发生过背部用力按摩后出现严重皮下出血导致休克的案例。②有凝血障碍的患者不适合推拿，原因同服用抗凝药一样，有可能会引起内出血而不自知。③表浅的大动脉不要采用一些暴力的手法，比如颈部两侧颈动脉、双侧大腿根部股动脉等，因为有可能会引起血管内皮损伤导致血栓的形成，进而引起脑栓塞、下肢动脉堵塞等重症。④推拿只是冠心病治疗环节中的一项，完整的冠心病治疗包括饮食控制、生活方式的改变、锻炼、服药、手术。康复治疗是一个完整链条，在采用推拿治疗方法时也不能忽视其他治疗方法。

123. 推拿常用的保健穴位有哪些

中医学认为：人体经络内联脏腑，外络肢节。冠心病患者在手少阴心经、手厥阴心包经的循经穴位，以及胸部的膻中穴、背部的心俞穴，均有较为敏感的压痛点。穴位按摩治疗冠心病，能起到疏通气血，强心止痛的效果。特别是重按内关穴对于缓解冠心病心绞痛、心律失常、心肌梗死的危急状态，及时救治患者有重要意义。冠心患者应该经常刺激以下穴位，轻松防治冠心病。

（1）按耳门防耳鸣。按压耳门的同时用双手的中指和食指叩击后脑，起到醒脑开窍的作用，能防治头痛、头晕等。

（2）抵压上腭促消化。用舌尖抵压上腭数次，既能促进消化功能，还能改善中风后遗症等引起的吞咽困难。

（3）屏气呼吸助健康。这是中医调气的方法，能调节人的身体功能，改善呼吸，对于急慢性支气管炎很有帮助。

（4）合按内关穴、外关穴。用一个手的拇指和中指放在另一个手上的内关穴和外关穴上，然后两指对合用力按压 0.5 ~ 1 分钟，双手要交替进行。功效：安神镇静，和胃理气。

（5）掐按足三里穴。这个步骤主要的动作是要结合双手，将双手拇指指尖放在同侧足三里穴上，其余四指附在小腿后侧，适当用力掐按0.5 ~ 1 分钟。双下肢交替进行。功效：补脾健胃，调和气血。

（6）揉按三阴交穴。将左（右）下肢平放在对侧膝上，右（左）手拇指指腹放在三阴交穴上，适当用力揉按0.5 ~ 1 分钟。双穴交替进行。功效：交通心肾，宁心安神。

（7）按揉大椎穴。将右手中指指腹放于大椎穴上，食指、无名指、小指等附于穴位旁，适当用力按揉 0.5～1 分钟。功效：振奋阳气，通络镇痛。

（8）拿捏肩井穴。用一手拇指与食指、中指对合用力拿捏对侧肩井 0.5～1 分钟。双肩交替进行。功效：放松肌肉，活血通络。

（9）摩揉膻中穴。将右手掌掌根紧贴膻中穴，适当用力顺时针、逆时针摩揉 0.5～1 分钟。以局部发热为佳。功效：宽胸理气，清心除烦。

124. 自我按摩的手法如何选择

专家认为中医养生中的经络养生，具有化瘀调血的效果，中医学认为，人体经络内联脏腑，外络肢节。冠心病患者在手少阴心经、手厥阴心包经的循经穴位，以前胸部的膻中穴，背部的心俞穴，均有较为敏感的压痛点，穴位按摩治疗冠心病，能起到疏通气血，强心止痛的效果。下面就让我们一起来看看与那些按摩方法吧。

治疗冠心病的方法比较多，医生除了用药物、针灸等方法来治疗冠心病，穴位按摩治疗冠心病也是一种有效的治疗手段，只要冠心病患者或是家属亲人能够采用正确的穴位按摩手法来按摩，也能获得比较好的治疗效果。

（1）上肢部按摩手法

1）点揉内关。位置：在前臂正中，腕横纹上 2 寸，掌长肌腱与桡侧腕屈肌腱之间。按摩方法：用一只手的拇指，置于另一只手的内关穴上，稍向下点压用力后，保持压力不变，继之旋转揉动，当产生酸胀感，即为中医所讲的"得气"，也就是产生了治疗效果。这时继续点揉约 1 分钟后缓缓放松点揉手以结束治疗，两手交替点揉对侧。每天不限时段、场所，均可操作。治疗作用：内关穴是全身对心脏调节作用最强的穴位之一。点揉内关穴能够有效提高心肌无氧代谢的能力，令心肌在缺血缺氧环境仍能正常工作。点揉两侧内关穴各 1 分钟能强心，调节心律，缓解胸闷憋气等不适症状。

2）点揉神门。位置：在腕部，腕掌侧横纹尺侧端，尺侧腕屈肌腱的桡侧凹陷处。按摩方法：点揉神门的操作方法同点揉内关，因皮下组织结构较内关更致密，因此可以稍加点压的力量，点揉每侧各 1 分钟。此手法最适合晚间睡前操作。治疗作用：神门穴是全身安神养心最好的穴位之一。点揉此穴能够松弛白天过度紧张焦虑的中枢神经以扩张冠状动脉，增加冠状动脉血液流量，还有益气血、安神补心的功能。

（2）胸腹部按摩手法

1）分擦上胸部

位置：两侧上胸部即双侧乳头至两侧锁骨下缘之间这一扇形区域的胸部。

按摩方法：两手掌放松伸开，分别置于同侧上胸部，由上向两侧腋窝部斜行分擦。手掌要紧贴皮肤，力量和缓、均匀，分擦 20 次为佳。擦完后感觉上胸部皮肤微微发热即达到治疗目的。

治疗作用：一是调节心律，对房颤等心律失常有明显的改善作用。二是扩张冠状动脉增加心肌供血。

2）擦双侧胁部

位置：双胁部位于两侧乳头之下至双侧肋弓下缘之上的侧胸区。

按摩方法：双手掌放松至于胸胁部。从后向前，用力均匀地分擦。分擦 20 次为宜。分擦要领同分擦上胸部。

治疗作用：不但能够刺激肋间神经，反射性地调节心脏功能，更能调节心肌传导和增加血液供应的目的，尤其针对心脏传导阻滞的患者效果极佳。

3）点揉腋窝

位置：两侧腋窝定点。

按摩方法：用一侧手第 2 至第 5 手指指尖点揉对侧腋窝。每侧 1 分钟。

治疗作用：具有极强的缓解冠状动脉痉挛的作用，是预防和治疗心绞痛发作的奇效穴。

4）点揉膻中

位置：膻中在胸部，当前正中线上，平第 4 肋间，两乳头连线的中点。

按摩方法：手法同点揉内关。点揉膻中用两侧手均可，每穴刺激 1 分钟为佳。

治疗作用：调节支配心肌收缩神经，对神经官能症、心梗后频发室性期前收缩有很好的疗效。此外，对各种心脏疾患出现的心悸、胸闷喘憋和烦躁有很好的疗效。

125. 治冠心病最有效的穴位有哪些

治冠心病最有疗效的穴位为：中府穴、少冲穴、极泉穴。取穴技巧及按摩方法：

（1）中府穴：正坐或仰卧，以右手食、中、无名三指并拢，用指腹按压左胸窝上，锁骨外端下，感到有酸痛闷胀之处，向外顺时针揉按 1 至 3 分钟，再用左手以同样的方式，逆时针揉按右胸中府穴。

（2）少冲穴：正坐，手平伸，掌心向下，屈肘向内收；用另一只手轻握这只手的小指，大拇指弯曲，用指甲尖垂直掐按穴位，有刺痛的感觉。先左后右，每日早晚掐按左右穴位各一次，每次掐按 3 至 5 分钟。

（3）极泉穴：正坐，手平伸，举掌向上，屈肘，掌心向着自己的头部，用一只手的中指指尖按压另一侧腋窝正中的陷凹处，有特别酸痛的感觉。用同样的方法按压另一侧的穴位。先左后右，每次早晚各揉按一次，每次揉按 1 至 3 分钟。注意事项：病情较重及反复发作者，应以药物治疗为主。手部按摩时，用力要轻，时间要短，并严密观察病情变化。平时应保持心情愉快，保证充足的睡眠，避免激动与剧烈运动，宜低脂清淡饮食，忌烟酒。

126. 药物贴敷对冠心病康复有效吗

穴位贴敷属中医外治法，以中医经络理论为基础，外敷特定腧穴，通过经络与药物双重作用调节脏腑机能，能明显减少冠心病心绞痛的发作次数，缩短疼痛持续时间，改善临床症状，避免口服药物刺激胃肠道，容易操作，不受时间地点限制。

127. 药物贴敷常选哪些穴位

中药穴位贴敷是集中药的药理作用和针灸的穴位刺激为一体的治疗方法，是治疗冠心病的一种新的给药途径。一般情况我们用黄芪、葛根益气升阳，沉香理气行血，丹参、水蛭活血化瘀，麝香、冰片芳香开窍，诸药共奏益气行血，化瘀开窍之功。在穴位的选用上，用膻中、内关宽胸理气，心俞、厥阴俞、巨阙通心络，止心痛等。

128. 冠心病患者能选择针灸治疗吗

冠心病心绞痛是由于冠脉血流量减少，心肌缺血引起。要缓解冠心病心绞痛，必须消除心肌的缺氧状态：①要增加冠脉流量，改善供氧。②降低心脏工作，减少心肌的耗氧。③减少外周阻力。故通过中医辨证论治方法利用针灸的手段，对冠心病患者进行治疗可以改善血液黏度，降低血管阻力，血流通畅，外周微循环得以改善；增加心输出量，减轻心脏的前后负荷，降低心肌耗氧量；调节循环血量，改善了冠脉循环，心肌缺氧得以纠正，使心绞痛缓解。

129. 艾灸疗法的作用

针灸是以刺激体表穴位的办法，通过全身经络传导，调整气血和脏腑功能，从而达到防病治病的目的。其核心是循经取穴，关键是取穴准确，手法适当。

艾灸疗法，是中医常用的祛病防病、保健养生的疗法。不少人认为针和灸是同一种疗法，其实不然。虽然它们都是建立在人体经络穴位的认识之上，但针疗产生的只是物理作用，而艾灸是药物和物理的复合作用。艾灸，是借艾火的纯阳热力和药力给人体以温热性刺激，通过经络腧穴的传导，来调节脏腑的阴阳平衡，以达到治病防病、养生保健的目的。其适应范围十分广泛，主要作用有：通经活络、行气活血、去湿逐寒、消肿散结、回阳救逆、防病保健。艾灸的好处还用于内科、外科、妇科、儿科、五官科疾病，尤其对乳腺炎、前列腺炎、肩周炎、盆腔炎、颈椎病、糖尿病等有特效。另外，艾灸具有奇特养生保健的作用。

130. 艾灸疗法的注意事项有哪些

艾灸是中医的治疗方法，用艾炷为主熏灸穴位来达到防病治病的功效，可以起到温经通络、温阳补气、补中益气的作用。中医提示，艾灸虽好，但一定要注意以下十个禁忌。

禁忌一：凡暴露在外的部位，如脸部、颈部、手臂等，都不要直接灸，以防形成瘢痕，影响美观。

禁忌二：皮薄、肌少、筋肉结聚处，妊娠期妇女的腰骶部、下腹部，男女的乳头、阴部、睾丸等不要施灸。另外，关节部位不要直接灸。大血管处、心脏部位不要灸，眼球等也不要灸。

禁忌三：艾灸后半小时内不要用冷水洗手或洗澡，艾灸后要喝较平常多量的温开水（绝对不可喝冷水或冰水），以助排泄器官排出体内毒素。

禁忌四：施灸时要注意思想集中，不要在施灸时分散注意力，以免艾条移动，不在穴位上。

禁忌五：要注意体位、穴位的准确性：要注意体位舒适、自然，同时要注意穴位的准确性，以保证艾灸的效果。

禁忌六：现代人的衣着不少是化纤、羽绒等质地的，很容易点燃。因此，施灸时一定要注意防止落火，尤其是用艾炷灸时更要小心，以防艾炷翻滚脱落。用艾条灸后，可将艾条点燃的一头塞入直径比艾条略大的瓶内，以利于熄灭。

禁忌七：因施灸时要暴露部分体表部位，所以在冬季要保暖，以免治了旧病又添新病。

禁忌八：要循序渐进，初次使用灸法时要注意掌握好量，先少量、小剂量，如用小艾炷，或灸的时间短一些，壮数少一些。以后再加大剂量，不要一开始就大剂量进行。

禁忌九：对于皮肤感觉迟钝者或小儿，可以用食指和中指置于施灸部位两侧，以感知施灸部位的温度，做到既不致烫伤皮肤，又能收获好的效果。

禁忌十：极度疲劳、过饥、过饱、酒醉、大汗淋漓、情绪不稳时，某些传染病、高热、昏迷、抽风期间，身体极度衰竭、形瘦骨立时，或无自制能力的人如精神病患者等忌灸。

131. 浴足对冠心病有好处吗

患者不用担心，有冠心病的人是可以泡脚的。冠心病主要是心脏周边的血管内出现堵塞，无法更好地进行体内的血液循环而引起的心口疼痛甚至绞痛的情况。坚持每天泡脚，不仅有助于睡眠，对于有心脏方面疾病的人来说也是很好的缓解心脏负担的方法，在泡脚的过程中人体的温度会不断地上升，从而加快血液循环，在一定程度上也可以扩大心血管从而缓解心脏周边循环的负担。

132. 耳穴贴压对冠心病有好处吗

应用耳穴压豆法辅助治疗心血管疾病，如冠心病、心肌梗死、高血压病等，均取得了良好的疗效，现介绍如下。

取穴：冠心病、心肌梗死所选主穴为心、肾上腺、小肠、皮质下；配穴为肺、交感、肝、内分泌、神门。

操作方法：将王不留行籽或小绿豆等贴于 0.6cm×0.6cm 的小块胶布中央，然后对准相应耳穴贴紧并稍加压力，使患者耳朵感到酸麻胀或发热。贴后每天自行按压数次，每次 3~4 分钟。每次贴压后保持 1~2 天，取下后让耳穴部位放松一晚，次日再以同样方法贴敷，一般 5~6 次为一个疗程。

需要注意的是，过度饥饿、疲劳，精神高度紧张，年老体弱者以及孕妇，按压宜轻，急性疼痛性病症宜重手法强刺激，习惯性流产者慎用。

133. 冠心病患者如何应用气功疗法养生

气功是我国古老的文化遗产之一，具有强身健体、却病延寿的作用。古医名著《黄帝内经·素问》中有这样的论述："恬澹虚无，真气从之。精神内守，病安从来。"意即当人的意识进入一种非常恬静、心境愉悦的虚无（即入静）状态时，身体各系统的生理功能就会变得协调，长期坚持这种排除杂念、放松情绪的锻炼，就会增强免疫抗病能力，起到防病治病的作用。那么，如何才能入静呢？人们需要通过自我意识（包括自我暗示）控制下的"三调"［调身、调息、调神（气功的精华和关键）］来进行。"三调"的作用机制是可以通过现代科学技术验证的。如"调身"，主要是应用自我暗示法使全身尽可能放松（除坐功和站功要保持一定姿势，使部分肌肉紧张外），这可用肌电等作指标进行测量，类似生物反馈疗法，对紧张性头痛等产生疗效。"调息"，即指呼吸的调整，可通过呼吸波描记、肺通气量、耗氧量、血氧含量等加以测量。"调神"，即意守丹田或默念某种字诀的方法，以一念代万念来排遣杂念，达到"入静"目的，也就是使大脑思维活动程度相对降低，或从无序达到有序，达到保护性抑制的"类睡眠状态"。具体有太极拳、八段锦、五禽戏等。

七、冠心病的家庭急救

134. 冠心病患者有什么自我急救的方法

冠心病患者自我急救"三穴法"，穴位置及操作如下：①中冲穴位在中指指端末处，可用大拇指按压。②极泉穴位在腋窝动脉应手处，按穴时用大拇指往腋窝上直接按压。③至阳穴在背部两肩胛的下缘连线中点，按压时应在第七胸椎棘实下陷中。心绞痛有甚者可配经处奇穴"痛灵"（位于手背3、4掌指关节下一寸处）。急救时按压穴位应连续用力刺激，频率约为100次/min。按压穴位力度准确时，一般在40秒后即可见效。平时还应注意多食一些有降脂、抗动脉粥样硬化的天然食物，如蒜、葱、菌菇类以及蔬果等。胆固醇量高的食物以及热量过高的食品应限制进食，如蛋黄、果糖等。

135. 冠心病患者家庭必备药物有哪些

作为冠心病患者，对于阿司匹林肠溶片、氯吡格雷片、阿托伐他汀钙片、瑞舒伐他汀片、美托洛尔片（缓释片）、比索洛尔片、速效救心丸、复方丹参滴丸、麝香保心丸（油）、硝酸甘油片（气雾剂）等药物并不陌生。那么，上述药物都应该作为冠心病患者家庭必备药物吗？非也！冠心病分为五种不同类型，患者可以根据自己所属分型选择备用药物，如反复发作心绞痛患者（表现为胸闷、胸痛、憋气感等），必备西药有硝酸甘油片（气雾剂）、阿司匹林肠溶片；可备中成药有速效救心丸、复方丹参滴丸、麝香保心丸（油）。中成药的作用都以行气活血为主，要注意的是速效救心丸、复方丹参滴丸偏寒凉，气血亏虚、脾胃虚寒者慎用；麝香保心丸偏温热，阴虚燥热、痰热瘀阻者慎用。如反复出现心律失常患者（表现为心慌、心悸等），必备西药有美托洛尔片，自行触摸桡动脉明显增快又无呼吸困难时，可嚼服 1 粒；可备中成药有芪参益气滴丸、心灵丸。如反复出现心衰患者（表现为气促、不能平卧、动则加重，肢体浮肿等），必备西药有硝酸甘油片（气雾剂）、呋塞米片（速尿片）、卡托普利片；可备中成药有高丽参或红参切片（气虚明显者）、西洋参片（气阴虚者）。

136. 冠心病患者家庭必备医疗器械有哪些

作为冠心病"老病号"，我们应该对自己的病情有所了解，根据自己的实际情况，选购一些常用简易的医疗器械。如合并高血压病者，必备电子血压计，当出现不适时，必须首先测量血压，有条件者最好学习使用台式水银血压计；合并糖尿病者，必备血糖仪，当出现不适时，血糖检测是必需的；合并肺疾病或反复心衰者，必备供氧设备，若每日必须间断吸氧者，建议购买家用制氧机，若只是为了应急使用，可以购买 5L 以内的小氧瓶即可。

137. 冠心病患者家庭自我急救要点有哪些

（1）发作任何不适症状时，不要紧张，不要过度活动，安静卧床休息，减少心肌耗氧量，不要随意搬动患者。若是出现呼吸困难、无法平卧的患者，家人可以帮助他选取半卧位或坐位；如发生血压下降或休克，应取平卧位，保持患者处在舒适体位、做好保暖。有条件的家庭可以先给患者吸氧，改善呼吸困难的状况，增加患者心肌供氧量。

（2）当发作心绞痛时，可舌下含服硝酸甘油 1 片，一般 1～3 分钟起效，作用可以维持 10～15 分钟；若心绞痛的症状未得到缓解，3～5 分钟后可以再含服一次；连续 3 次含服以后，胸闷痛仍无法缓解且持续 15 分钟以上，就应考虑急性心肌梗死。此时，必须绝对卧床休息，立即拨打 120 求助，切记不能自行到医院。等待 120 救护人员期间，可嚼服阿司匹林肠溶片 300mg。

（3）当发现家人突发剧烈胸痛，难以忍受，随后面色发绀，神志不清，呼之不应，很有可能发生心源性猝死，此时，切忌慌乱，立即开启手机免提，拨打 120 求救（谨记：必须告诉 120 人员正确的地址和房间号，并强调患者已无意识，正在进行胸外按压），同时立即将患者转移至硬板床或水泥地板上，并立即进行胸外按压（动作要领：将左手掌根放在胸骨中下段、两乳头连线与胸骨的交界处，同时右手掌根放在左手上，身体前倾，肘关节不能屈曲，用上肢力量向下垂直按压），按压深度 5～6cm，频率 110～120 次 /min。对于非专业人员，只需做好匀速用力垂直按压即可，因为在心跳停止 4 分钟内是黄金抢救时间，一定要争分夺秒，持续按压，直至急救人员到场。